Reinigungsdienste und Hygiene in Krankenhäusern und Pflegeeinrichtungen

Ludwig C. Weber

Reinigungsdienste und Hygiene in Krankenhäusern und Pflegeeinrichtungen

Leitfaden für Hygieneverantwortliche

Mit 90 Abbildungen

Springer

Ludwig C. Weber
ludwig.c.weber@t-online.de

ISBN 978-3-642-37295-7 ISBN 978-3-642-37296-4 (eBook)
DOI 10.1007/978-3-642-37296-4

Die Deutsche Nationalbibliothek verzeichnet diese Publikation in der Deutschen Nationalbibliografie; detaillierte bibliografische Daten sind im Internet über http://dnb.d-nb.de abrufbar.

SpringerMedizin

Planung: Susanne Moritz, Berlin
Projektmanagement: Dr. Ulrike Niesel, Heidelberg
Lektorat: Bettina Arndt, Gorxheimertal
Projektkoordination: Eva Schoeler, Heidelberg
Umschlaggestaltung: deblik Berlin
Fotonachweis Umschlag: © deblik Berlin
Herstellung: Crest Premedia Solutions (P) Ltd., Pune, India

Gedruckt auf säurefreiem und chlorfrei gebleichtem Papier

Springer Medizin ist Teil der Fachverlagsgruppe Springer Science+Business Media
www.springer.com

Geleitwort

Ich habe schon viele Vorworte zu Büchern geschrieben, keines aber lieber als das folgende. Ludwig Weber ist einer der ersten Hygienefachkräfte in Deutschland, seine Ausbildung erhielt er mit finanzieller Unterstützung der Robert-Bosch-Stiftung in den USA. Er hat dann viele Jahre mit mir zusammen in der Krankenhaushygiene am Universitätsklinikum Freiburg gearbeitet, einer seiner Arbeitsschwerpunkte war und ist Reinigung und Desinfektion im Krankenhaus. Er verfügt über eine jahrzehntelange praktische Erfahrung, die er in diesem Buch zusammenfasst. Der Autor war auch viele Jahre Pflegedienstleiter, d. h. er kennt die praktischen Probleme bei Reinigung und Desinfektion im Krankenhaus auch aus der Sicht der Krankenhausleitung. Es ist ein Buch aus der Praxis für die Praxis mit vielen Handlungsanweisungen geworden.

Ich wünsche dem Autor und dem Buch von ganzem Herzen viel Erfolg.

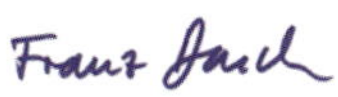

Prof. Dr. med. Franz Daschner

em. Direktor des Instituts für Umweltmedizin und Krankenhaushygiene, Universitätsklinikum Freiburg

Vorstandsvorsitzender der Stiftung viamedica – Stiftung für eine gesunde Medizin

Vorwort

In Presse und TV wird in den letzten Jahren zunehmend über Krankenhausinfektionen berichtet. Meldungen über Krankenhausinfektionen mit Todesfolge bei Früh- und Neugeborenen aus Mainz, Bremen, Berlin erschütterten nicht nur die Krankenhausbelegschaft, sondern auch die Öffentlichkeit. Die Bevölkerung wird über die Medien permanent informiert, dass mit immer resistenteren Keimen in Krankenhäusern zu rechnen ist. Gegen diese »Killerkeime« sind bald alle Antibiotika machtlos. Gleichzeitig werden immer mehr Hygienemängel in Krankenhäusern angeprangert. Soweit die Sprache der Medien, entsprechend publizistisch aufbereitet.

Die Suche nach den Ursachen, die zu Keimübertragungen geführt haben, ist wichtig, um eventuelle Hygienelücken oder Hygienefehler zu beheben. So vermutet man in Mainz laut Presseberichten als Ursache unsterile Medikationsverabreichungen (kontaminierte Infusionen). In Bremen und Berlin wird die Ursache als multifaktoriell beschrieben. Diese beginnt bei einer insuffizienten krankenhausinternen Informationslogistik, geht über Personalmangel mit schlechter Händehygiene bis hin zu Mängeln beim Reinigungspersonal.

Verständlich ist es, dass sich die Schuldfrage immer auf die Ärzte und den Pflegedienst fokussiert. Diese Berufsgruppen arbeiten am nächsten und häufigsten am Patienten. Erstaunlich ist es jedoch, dass der Kreis der »Verdächtigen« damit schon erschöpft ist. Der Reinigungsdienst ist eine Berufsgruppe, die täglich in allen Bereichen eines Krankenhauses tätig ist. Täglich auch in unmittelbarer Patientennähe.

Nosokomiale Infektionen, die einer falschen Arbeitsweise durch einen Reinigungsdienst geschuldet sind, werden in der Fachliteratur (Case Reports) beschrieben, spielen derzeit in der medialen Berichterstattung aber keine Rolle. Fehlende oder schlechte Schulungen, fehlerhafte Desinfektion und falsche Arbeitsabläufe führen zu einem Weitertragen von Krankheitserregern auch durch den Reinigungsdienst. Dieses Fehlerpotenzial der Reinigungsdienste wurde bisher noch kaum von den Medien und der Öffentlichkeit wahrgenommen.

Es ist nicht die Frage ob, sondern wann bei nosokomialen Infektionen in Krankenhäusern der Reinigungsdienst in den Fokus gerät. Von vielen Krankenhäusern und Pflegeheimen wurde diese Gefahr noch nicht erkannt, oder zu wenig Beachtung geschenkt. Es wäre zu wünschen, dass sich dies in medizinischen Einrichtungen ändert und auch an den Reinigungsdienst, ebenso wie Ärzte und Pflegekräfte, als mögliche Quelle einer Keimverschleppung gedacht wird. Dies beinhaltet auch die Schulungsmaßnahmen und Qualitätskontrollen in diesem Bereich zu aktivieren und bei Bedarf zu erweitern.

■ Die wichtigste Person ist die Hygienefachkraft

Eine wichtige Schlüsselrolle in der Schulung und Qualitätskontrolle übernimmt in diesem Arbeitsfeld die Hygienefachkraft. Dieses Handbuch möchte Ihnen als verantwortliche Hygienefachkraft oder als Qualitätsmanagementverantwortlicher Anregung und Leitfaden sein, sich mit der Tätigkeit von internen wie externen Reinigungsdiensten in Krankenhäusern unter dem Aspekt der Übertragungen von Krankenhauserregern zu befassen. Die Intension dieses Buches ist es, praxisnahe Empfehlungen zu geben, was einen guten Reinigungsdienst ausmacht. Dies trifft auf interne Reinigungsdienste wie externe Reinigungsunternehmen zu.

Aufgrund der Neuregelung des Infektionsschutzgesetzes (IfSG) vom 14.11.2011 ist jede medizinische Einrichtung verpflichtet, bis zum 31.03.2012 ein Hygienemanagement aufzubauen. Je nach Größe der medizinischen Einrichtung können Hygienefachkräfte hauptamtlich oder in Teilzeit tätig sein. § 5 Abs. 3 besagt, dass fachlich geeignetes Personal bis zum 31.12.2016 als Hygienefachkraft eingesetzt werden kann, auch wenn die Anforderungen an die Qualifikation nicht erfüllt sind. Das hat dazu geführt, dass die Ausbildungsplätze zur Hygienefachkraft bundesweit in der Regel bis 2015 ausgebucht sind. Buchungen für 2016 laufen bereits (Stand April 2013).

Das bedeutet, dass noch unerfahrene Pflegekräfte, die sich für eine Ausbildung zur Hygienefachkraft entschlossen und angemeldet haben, sich bereits jetzt schon im umfangreichen Fachgebiet Krankenhaushygiene behaupten müssen und evtl. zu Entscheidungen, z. B. den Reinigungsdienst betreffend, befragt werden. Auch diesen zukünftigen Kolleginnen und Kollegen möchte dieses Buch eine Hilfestellung geben, Reinigungsdienste richtig einzuschätzen, auszuwählen und zu beurteilen.

Ich wünsche allen Leserinnen und Lesern, dass Sie in diesem Buch Ihren Reinigungsdienst erkennen und falls nötig gemeinsam einen Weg und Möglichkeiten finden, noch infektionspräventiver zu arbeiten – zum Nutzen der Patienten.

Die Entstehung dieses Buches verdanke ich Herrn Prof. Dr. med. Franz Daschner, meinem Mentor, der mich ermutigte, meine Erfahrungen niederzuschreiben, sowie Frau Waltraud Schleipen, die mir konzeptionellen Rat zum Buch gab.

Frau Dr. med. Sandra Axmann, Fachärztin für Hygiene und Umweltmedizin, Herrn PD Dr. med. Sebastian Schulz-Stübner, Facharzt für Hygiene und Umweltmedizin, danke ich für kritische Überarbeitung und konstruktive Hinweise.

Frau Susanne Moritz und ihrem Team im Springer-Verlag verdanke ich, dass aus meinen Gedanken und Erfahrungen ein Buch wurde. Mit viel Einfühlungsvermögen und Navigation hat sie mir zur Seite gestanden, die Thematik »Hygiene und Reinigungsdienste in Krankenhäusern und Pflegeeinrichtungen« zur Buchreife zu bringen.

Meiner Frau Regina danke ich von Herzen für unendlich viel Geduld und Freizeitopfer, die zur Entstehung dieses Buches notwendig waren.

Ludwig C. Weber
Freiburg, im Juni 2013

Inhaltsverzeichnis

Einleitung

Externe Reinigungsunternehmen und interne Reinigungsdienste – Verursacher von Krankenhausinfektionen!?

Nosokomiale Infektionen, die bei einem Patienten auftreten, werden in einem Krankenhaus erworben. Schon im Jahre 1995 ermittelte eine Prävalenzstudie eine nosokomiale Infektion bei 525.000 Patienten pro Jahr, was einer durchschnittlichen Rate von 3,5% entspricht (Rüden et al., 1995). Seit dieser Zeit wird mit 500.000–600.000 nosokomialen Infektionen in deutschen Krankenhäusern gerechnet. Am Universitätsklinikum Jena wird derzeit eine auf vier Jahre festgelegte Studie am Sepsis-Forschungs- und Behandlungszentrum unter Leitung von Herrn Prof. Dr. Frank Martin Brunkhorst durchgeführt. Vorläufigen Hochrechnungen zufolge bestätigt sich die o. g. Zahl von 1995, dass von bis zu 600.000 nosokomialen Infektionen in deutschen Krankenhäusern ausgegangen werden muss. Vor dem Hintergrund zunehmend multiresistenter Krankenhauserreger ist eine weitaus höhere Infektionsrate nicht auszuschließen. In diesem Zusammenhang ist davon auszugehen, dass mit einer nicht unerheblichen Dunkelziffer gerechnet werden muss.

Externe Reinigungsdienste sind per se Gebäudereiniger. Interne Reinigungsdienste gehen aus Hauswirtschaftsabteilungen und Stationshilfen hervor. Die Leiter dieser Abteilungen werden heute noch »Hauswirtschaftsleitung« genannt. Gelernte Gebäudereiniger haben ein Fachwissen über chemische Zusammensetzungen der Reinigungsmittel und deren Kompatibilität mit unterschiedlichen Materialien von Oberflächen.

Die Ausbildung zum Gebäudereiniger ist vielfältig. Hygienisches und infektiologisches Wissen ist in der Fachliteratur der Gebäudereiniger gut dargestellt. Die Fachliteratur behandelt Bakteriologie, infektiöse Erkrankungen und Schutzmaßnahmen, Problematik der Krankenhauserreger sowie Besonderheiten in speziellen Bereichen wie z. B. OP. Leider wird die Fachliteratur in der Praxis in sehr vielen Fällen lückenhaft bis gar nicht beachtet bzw. gelebt (Lutz, 2010). Interne Reinigungsdienste, die in der Regel keine Ausbildung haben, orientieren sich nach den Anweisungen der Hauswirtschaftsleitung, der Pflegekräfte auf Station oder der Hygieneabteilung.

Hygieneverantwortliche sind die Schlüsselposition

Bei den Hygieneverantwortlichen in einem Krankenhaus oder einer Pflegeeinrichtung sollte ein Fachwissen vorausgesetzt werden, worauf beim Reinigungsdienst zu achten ist und wie Hygieneregeln eingehalten werden können. Dieses Buch möchte vor allem Hygieneverantwortliche in Kliniken und Pflegeeinrichtungen, aber auch ambulanten Operationszentren und Rehabilitationskliniken ansprechen. Hygieneverantwortliche sollten auch in den Auswahlprozess eines externen Reinigungsunternehmens involviert werden.

Viele Anregungen und Hinweise aus dem Buch sind auch für die Reinigungsdienste selbst interessant und wissenswert. So eignet sich das Buch auch für die Weitergabe und Empfehlung an Reinigungsdienste, mit denen Sie zusammenarbeiten.

> **Dieses Buch befasst sich ausschließlich mit dem infektionspräventiven Aspekt der Tätigkeit der Reinigungsdienste.**

Die Geschäftsführung von Krankenhäusern

Bei der Vergabe von Aufträgen an externe Reinigungsunternehmen sollte zwingend die Qualität über hygienisches Fachwissen der Reinigungsdienste ein wichtiger Faktor sein. Es ist auf keinen Fall ausreichend, wenn die Geschäftsführung eines Krankenhauses die Eigenpräsentation eines Reinigungsunternehmens als Fakt akzeptiert, nach dem Motto: »Das sind Profis, die wissen schon, wie ein Krankenhaus gereinigt wird«. Richtig ist, Reinigungsunternehmen sind Gebäudereiniger, die z. B. ein Bürogebäude korrekt und effizient reinigen können. Falsch ist, dass diese Reinigungsunternehmen automatisch ein entsprechendes Fachwissen besitzen, was, wie, wann und womit in einem Krankenhaus zu desinfizieren ist und wie Übertragungen von Krankheitserregern zu verhindern sind.

Darauf sollten Sie achten

1. Wenn bei der Vertragsvergabe an externe Reinigungsunternehmen das einzige Kriterium der Preis ist, d. h. der billigste externe Anbieter bekommt den Auftrag, kann dies zu gravierenden Hygienefehlern mit fatalen Folgen führen, sowie zusätzliche Kosten verursachen und zeigt kein verantwortungsbewusstes Handeln.
2. Wer einen externen Reinigungsdienst vor Vertragsvergabe nicht fachkompetent prüfen lässt, trägt Mitverantwortung, wenn später die Einrichtung wegen nosokomialer Infektionen in den Schlagzeilen steht (◘ Abb. 1.1). Der Reinigungsdienst kann dies verursacht haben, oder am Geschehen beteiligt gewesen sein.
3. Externe wie interne Reinigungsdienste sind auch im laufenden Betrieb regelmäßig zu überprüfen und zu schulen – auch von externen Sachverständigen.

Die Hygienefachkraft könnte Referenzeinrichtungen der Reinigungsunternehmen in Augenschein nehmen. Dabei sollte die Hygienefachkraft Arbeitsgerät, Arbeitsweisen, QM-Dokumentation, Verfahrensanweisungen und Unterlagen bisheriger Schulungen, vom Reinigungsunternehmens selbst durchgeführt, prüfen.

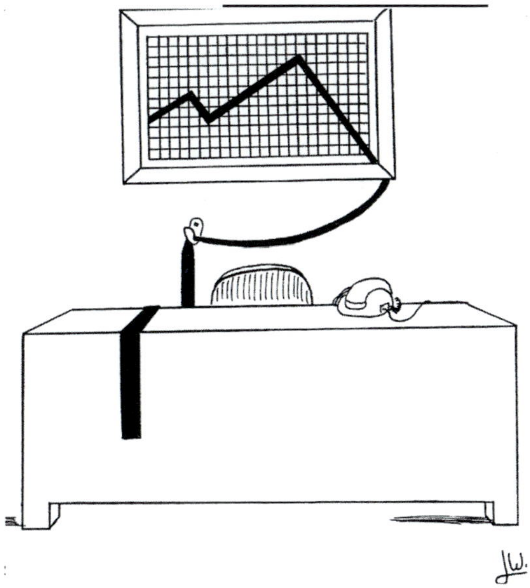

◘ **Abb. 1.1** Schlechte Presse – Schlechte Belegung

▪ Missachtungen der Reinigungsdienste

Die folgende Auflistung »Regelverstöße« (◘ Tab. 1.1) zeigt eine Auswahl, bei welchen Arbeiten viele Reinigungsdienste permanent eine oder mehrere Empfehlungen des RKI bzw. KRINKO sowie verbindliche Regelungen der TRBA, TRGS, BioStoffV und TRGS missachten. Hierbei ist zu berücksichtigen, dass bei manchen »Regelverstößen« nicht der Reinigungsdienst, sondern die Krankenhäuser in der Verantwortung stehen.

Tab. 1.1 Derzeitige Praxis vieler Reinigungsdienste

Tägliche Missachtungen Derzeitige Praxis vieler Reinigungsdienste	Empfehlungen der KRINKO, verbindlicher Regeln und Gesetze biologische Arbeitsstoffe betreffend
Tragen von Schmuck (auch Ehering)	TRBA 250: 4.1.2 Organisatorische und hygienische Maßnahmen
Keine oder lückenhafte Betriebsanweisungen	TRBA 250: 4.1.2 Organisatorische und hygienische Maßnahmen BioStoffV: § 2 Abs. 1 Betriebsanweisungen
Keine oder unregelmäßige Schulung des Personals in korrekten hygienischen Verhaltensweisen	BioStoffV: § 12 Unterrichtung der Beschäftigten TRBA 250: 5. Unterrichtung der Beschäftigten Unterweisung KRINKO: Schulungsstatus Reinigungsdienst
Mitführen von Speisen oder Getränken auf dem Reinigungswagen	TRBA 250: 4.1.2 Organisatorische und hygienische Maßnahmen
Umkleideräume ohne korrekte Waschplätze für die Händehygiene	TRBA 250: 4.1.2 Organisatorische und hygienische Maßnahmen
Mangelhafte Schutzkleidung	TRBA 250: 4.1.2 Organisatorische und hygienische Maßnahmen TRGS 525: 3.4 Allgemeine Schutzmaßnahmen
Keine oder unregelmäßige Unterweisung bei Zytostatikakontaminationen und deren Entfernung	TRGS 525: 5.5 Unbeabsichtigtes Freisetzen von CMR-Arzneistoffen
Eintauchen von Reinigungstücher in die Lösung und Wiederverwendung des Tuches	TRBA 250: 4.1.2 Organisatorische und hygienische Maßnahmen KRINKO: Anforderungen an die Hygiene bei der Reinigung und Desinfektion von Flächen
Keine oder mangelhafte Unterweisung in HACCP bei Serviceleistungen im stationären Bereich	KRINKO: Anforderungen an die Hygiene bei der Lebensmittelversorgung und ihre Qualität
Nasses/feuchtes Arbeitsgerät bis zum nächsten Tag, gelagertes, verschmutztes Arbeitsgerät	KRINKO: Anforderungen an die Hygiene bei der Reinigung und Desinfektion von Flächen
Im »Waschraum« keine Trennung »unrein« und »rein«	KRINKO: Anforderungen an die Wäsche in Gesundheitseinrichtungen
Im »Waschraum« kein korrekter Handwaschplatz	TRBA 250: 4.1.1 Bauliche und technische Maßnahme
Kein Trockner vorhanden	KRINKO: Anforderungen an die Wäsche in Gesundheitseinrichtungen
Keine mikrobiologische Kontrolle der Waschmaschine	KRINKO: Anforderungen an die Wäsche in Gesundheitseinrichtungen

Literatur

Lutz M (2010) Reinigungs- und Hygienetechnik. Band 2. ecomed, Heidelberg

Rüden H, Daschner F, Schumacher M (1995) Nosokomiale Infektionen in Deutschland – Erfassung und Prävention (NIDEP-Studie). Band 56 Schriftenreihe des Bundes-Ministeriums für Gesundheit. Nomos-Verlagsgesellschaft, Baden-Baden

Reinigungsdienste und gesetzliche Regelungen

Beschäftigte der unterschiedlichen Berufsgruppen in medizinischen Einrichtungen kommen mit biologischem Material in Berührung. Um die Gesundheitsgefährdung der Beschäftigten zu vermeiden, sind Empfehlungen, Gesetze sowie verbindliche Regeln einzuhalten. In diesen Vorgaben sind in erster Linie Berufe erwähnt, die direkt mit dem Patienten und/oder dessen biologischem Material in Kontakt kommen. Hierzu gehören Ärzte, Pflegepersonal, Mitarbeiter in Laboren oder Apotheken und in der Forschung.

Der Reinigungsdienst wird in direkter Form nicht erwähnt und wenn, dann unter »Personal für Instandhaltungsarbeiten« oder er wird zwar unmissverständlich, aber anonym mit »Fremdfirmen« bezeichnet. Es fehlt eine klare Benennung und Zuordnung der Reinigungsdienste.

Der Hygieneplan einer jeden medizinischen Einrichtung ist Dienstanweisung, d. h. für alle Berufsgruppen ist diese Dienstanweisung bindend.

Hygieneregeln, die auch das Reinigungspersonal einzuhalten hat, sind in unterschiedlichen Gesetzen und Verordnungen festgelegt, die sich mit hygienerelevanten Tätigkeiten in Gesundheitseinrichtungen befassen.

Gesetzliche Hygienevorschriften und empfehlende Instanzen für Reinigungsdienste

- ABAS – Arbeitsausschuss für Biologische Arbeitsstoffe
- AGS – Ausschuss für Gefahrenstoffe
- BioStoffV – Verordnung über Sicherheit und Gesundheitsschutz bei Tätigkeiten mit Biologischen Arbeitsstoffen (Biostoffverordnung)
- GefStoffV – Verordnung zum Schutz vor Gefahren – Gefahrenstoffverordnung
- IfSG – Infektionsschutzgesetz
- RKI – Robert-Koch-Institut
- KRINKO – Kommission (des RKI) für Krankenhaushygiene und Infektionsprävention
- TRBA 250 – Technische Regeln für Biologische Arbeitsstoffe (Biologische Arbeitsstoffe im Gesundheitswesen und in der Wohlfahrtspflege)
- TRBA 500 – Technische Regeln für Biologische Arbeitsstoffe (Allgemeine Hygienemaßnahmen: Mindestanforderungen)
- TRGS 525 – Technische Regeln für Gefahrenstoffe (Umgang mit Gefahrenstoffen in Einrichtungen für humanmedizinische Versorgung)
- VAH – Vereinigung angewandter Hygiene

In den Technischen Regeln für Biologische Arbeitsstoffe (TRBA 250) 3.1.3 Gefährdungsbeurteilung werden »Reinigungsarbeiten mit Infektionsgefahr in medizinischen Bereichen« beschrieben. Damit ist primär gemeint, dass das Personal (Mitarbeiter in der Pflege und z. B. Labormitarbeiter) in den entsprechenden Arbeitsbereichen Reinigungsarbeiten (und Desinfektionsarbeiten) ihres Arbeitsplatzes bzw. auf Station der patientennahen Umgebung durchführen.

Das Reinigungspersonal wird nicht direkt angesprochen. Es ist jedoch selbstredend, dass das Reinigungspersonal ebenso wie die o. g. Berufsgruppen täglich mit biologischen Arbeitsstoffen in Berührung kommt.

Beispiel Das Säubern bzw. Desinfizieren der mit Körperausscheidungen kontaminierten Oberflächen, Toiletten oder Fußböden, z. B. mit Stuhl bei an Norovirus erkrankten Patienten, ist eine gezielte Tätigkeit mit biologischen Arbeitsstoffen.

Der Reinigungsdienst kommt täglich mit biologischen Arbeitsstoffen (Körperausscheidungen der Patienten) in Kontakt. Gesetze wie das Infektionsschutzgesetz (IfSG), verbindliche Regeln der Technischen Regeln für Biologische Arbeitsstoffe (TRBA), Technische Regeln für Gefahrenstoffe (TRGS), der Biostoffverordnung (BioStoffV) sowie der Gefahrenstoffverordnung (GefStoffV)

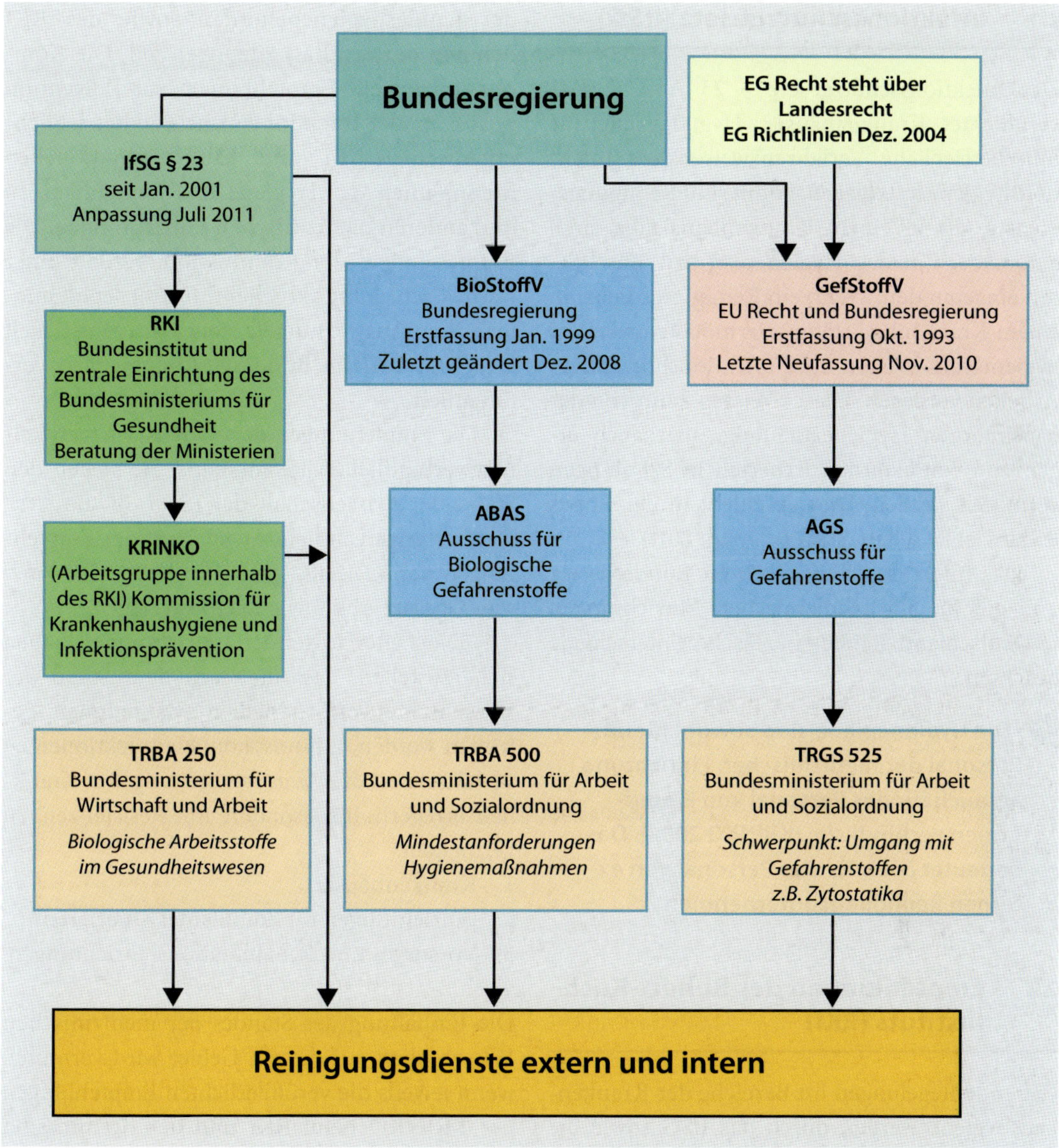

Abb. 2.1 Hygienerelevante Institutionen – Empfehlungen, Gesetze und Regeln – auch für Reinigungsdienste

und den Empfehlungen der Kommission des Robert-Koch-Instituts für Krankenhaushygiene und Infektionsprävention (KRINKO) müssen auch vom Reinigungsdienst eingehalten werden.

Abb. 2.1 gibt einen kleinen Überblick über das Geflecht von Institutionen. Bundesrechtsverordnungen und Empfehlungen, die von Krankenhaus und Pflegeeinrichtung beachtet werden müssen. Sie sind für alle Berufsgruppen in Gesundheitseinrichtungen verbindlich.

2.1 Infektionsschutzgesetz (IfSG)

Das Infektionsschutzgesetz § 23 Abs. 5 IfSG verpflichtet Krankenhäuser, Hygienepläne für innerbetriebliche Verfahrensweisen zur Infektionshygiene festzulegen. Somit sind Reinigungsdienste, die in einem Krankenhaus tätig sind, automatisch in den Hygieneplan bzw. das IfSG mit eingebunden. Wenn ein Reinigungsdienst in einem Krankenhaus tätig sein möchte, muss ein hygienisches Wissen über infektionspräventives Arbeiten vorliegen. Dieses Wissen kann von der hausinternen Hygieneabteilung, aber auch ergänzend von externen Experten in Schulungen vermittelt werden. Dies geschieht in der Praxis leider viel zu selten (IfSG § 23, Juli 2011).

Das Infektionsschutzgesetz ist Bundesgesetz und gilt für alle medizinischen Einrichtungen in Deutschland. Länderspezifische Unterschiede beachten.

»Die Hygienepläne sind sowohl für das Personal der medizinischen Einrichtung als auch für das Personal von Fremdfirmen verbindlich« (KRINKO 2004). Das bedeutet auch für das Personal von externen Reinigungsunternehmen.

2.2 Empfehlungen des Robert-Koch-Instituts (RKI)

Geltende Regelungen im Bereiche der Krankenhaushygiene werden durch das IfSG sowie die vom RKI eingerichtete Kommission (KRINKO) benannt. Die Tätigkeit der KRINKO auf rechtlicher Grundlage ist im Infektionsschutzgesetz festgelegt (Bundesgesundheitsblatt, 2004).

- **Kommission für Krankenhaushygiene und Infektionsprävention (KRINKO)**

Die KRINKO ist eine Kommission des RKI. Die Mitglieder der Kommission werden vom Bundesministerium für Gesundheit und der Landesgesundheitsbehörden berufen. Vertreter des Bundesministeriums für Gesundheit, der Landeshygienebehörden sowie des RKI nehmen beratend an Sitzungen teil. Die Kommission erstellt Empfehlungen zur Prävention nosokomialer Infektionen sowie zu betrieblich-organisatorischen und baulich-funktionellen Maßnahmen der Hygiene in Krankenhäusern und anderen medizinischen Einrichtungen. Die Empfehlungen der Kommission werden unter Berücksichtigung aktueller infektionsepidemiologischer Auswertungen stets weiterentwickelt und vom RKI im Bundesgesundheitsblatt veröffentlicht.

Die Empfehlungen der KRINKO haben keinen verbindlichen Rechtsstatus. Sie stellen den Stand der Wissenschaft dar (State of the Art). Der haftungsrechtliche Stellenwert der Empfehlungen der KRINKO wurde in § 23 Infektionsschutzgesetz Abs. 3 wie folgt festgelegt:

»Die Leiter folgender Einrichtungen haben sicherzustellen, dass die nach dem Stand der Wissenschaft erforderlichen Maßnahmen getroffen werden, um nosokomiale Infektionen zu verhüten und die Weiterverbreitung von Krankheitserregern, insbesondere mit Resistenzen, zu vermeiden.

1. Krankenhäuser
2. Einrichtungen für ambulantes Operieren
3. Vorsorge- und Rehabilitationseinrichtungen

Die Einhaltung des Standes der medizinischen Wissenschaft auf diesem Gebiet wird vermutet, wenn jeweils die veröffentlichten Empfehlungen der KRINKO beim RKI und der Kommission Antiinfektiva Resistenz und Therapie (ART) beim RKI beachtet worden sind.« (Bundesgesundheitsblatt, 2000)

Es ist klargestellt, dass die Empfehlungen der KRINKO zwar kein Gesetz sind, jedoch im juristischen Streitfall einen haftungsrechtlichen Stellenwert besitzen.

Die Empfehlungen der KRINKO, die Reinigung und Desinfektion betreffend, sind so gehalten, dass sie auch auf Personal unterschiedlicher Abteilungen und Berufsgruppen zutrifft. Beispielsweise führt auch das Pflegepersonal Reinigungs- und Desinfektionsarbeiten durch. Die Empfehlungen der KRINKO erwähnen nur in wenigen Passagen den Reinigungsdienst direkt.

Die KRINKO stellt fest:

» Die hygienische einwandfreie Durchführung der Hausreinigung und Flächendesinfektion im Krankenhaus und anderen medizinischen Bereichen dient sowohl der Sauberkeit als auch der Infektionsverhütung zum Patienten und Personalschutz. (Bundesgesundheitsblatt 2004) «

Auf die technischen und arbeitsorganisatorischen Kriterien wie Arbeitsgeräte, der richtigen Benutzung von Reinigungsutensilien, vor allem Arbeitsabläufe in den Patientenzimmern, geht die KRINKO nicht im Detail ein. Dies wird (leider) den Reinigungsdiensten überlassen.

Es bleibt zu hoffen, dass dies eine Änderung erfährt.

In der Ausschreibungs- und Bewerbungsphase verhandelt die Geschäftsführung von Krankenhäusern und Pflegeeinrichtungen über die zu erbringenden Leistungen in einem bestimmten Zeitfenster. Das Arbeitsgerät sowie der Arbeitsablauf vom Reinigungsunternehmen werden als aktueller Standard vorausgesetzt bzw. hingenommen. Ob das Reinigungsunternehmen später, nach Vertragsvergabe auch entsprechend verfährt, wird leider selten kontrolliert.

Externe Reinigungsunternehmen haben, anders als bei der Gebäudereinigung eines z. B. Großraumbüros, bei Tätigkeiten in Gesundheitseinrichtungen mit biologischen Arbeitsstoffen, z. B. Bakterien, Viren, Kontakt. Vor diesem Hintergrund ist es für die Geschäftsführung von Krankenhäusern und Pflegeeinrichtungen sowie für die Hygienefachkraft wichtig zu wissen, ob veraltetes Arbeitsgerät, fehlerhafte Handhabungen, vor allem aber falsche Arbeitsabläufe zur Übertragung von Krankenhauserregern praktiziert werden.

2.3 Verordnung über Sicherheit und Gesundheitsschutz bei Tätigkeiten mit Biologischen Arbeitsstoffen (BioStoffV)

Zum Schutz von Beschäftigten, die mit biologischen Arbeitsstoffen umgehen, hat die Bundesregierung im Januar 1999 (BGBl. I, S. 50) die Verordnung für Sicherheit und Gesundheitsschutz bei Tätigkeiten mit biologischen Arbeitsstoffen – kurz Biostoffverordnung – erlassen. Sie verpflichtet den Arbeitgeber zum Schutz seiner Beschäftigten vor gefährlichen Mikroorganismen, die im Verordnungstext als biologische Arbeitsstoffe bezeichnet werden.

Definition

» Biologische Arbeitsstoffe sind Mikroorganismen und andere Krankheitserreger, die beim Menschen Infektionen […] hervorrufen können. Dazu zählen Bakterien, Viren u. a. (Stocker u. Heese, 2006) «

- **Ziel der Biostoffverordnung**

» Auch wenn im Umgang mit den meisten biologischen Arbeitsstoffen Erkrankungen unwahrscheinlich sind, besteht bei einigen doch ein Erkrankungsrisiko bis hin zu lebensbedrohlichen Folgen. Die Biostoffverordnung trägt dazu bei, die Sicherheit der Beschäftigten am Arbeitsplatz zu erhöhen und ihre Gesundheit umfassend zu schützen. Da der Arbeitgeber ihr entnehmen kann, welche Maßnahmen er zu veranlassen hat, verschafft sie ihm Rechtssicherheit. (Stocker u. Heese, 2006) «

- **Tätigkeiten, die der Biostoffverordnung zuzuschreiben sind**

Beruflicher Umgang mit Menschen […], biologische Produkte, Gegenstände und Materialien, wenn bei diesen Tätigkeiten biologische Arbeitsstoffe freigesetzt werden können und dabei Beschäftigte bewusst oder unbeabsichtigt Kontakt mit den biologischen Arbeitsstoffen haben (Bundesgesetzblatt, 2008; Stocker u. Heese, 2006)

Die BioStoffV trifft auf folgende Bereiche zu:

BioStoffV – Tätigkeitsbereiche

- In der Biotechnologie, u. a. bei der Arzneimittelherstellung (Zytostatikaverarbeitung in Klinikapotheken)
- In der Forschung, u. a. Mikroorganismen und Zellkulturen
- In der Lebensmittelherstellung
- Im Gesundheitswesen, u. a. Pflegeeinrichtungen, Laboratorien (Krankenhäuser, Rehakliniken, Seniorenheime, Praxen)

2.4 Verordnung zum Schutz vor Gefahrenstoffen (GefStoffV)

(GefStoffV) Abschnitt 2 – Gefahrenstoffinformation

Unter § 3 Gefährlichkeitsmerkmale sind alle gefährlichen Stoffe vermerkt, die explosionsgefährlich, generell entzündlich oder giftig sind, gesundheitsschädlich durch Einatmen, Verschlucken oder Aufnahme über die Haut zum Tode führen oder akute oder chronische Gesundheitsschäden verursachen können. Weiterhin sind Stoffe genannt, die ätzend sind, d. h. lebende Gewebe bei Kontakt zerstören.

Es werden auch sog. CMR-Produkte benannt. CMR steht für cancerogen (krebserzeugend), mutagen (erbgutverändernd) und reproduktionstoxisch (frucht- oder fruchtbarkeitsschädigend). Diese CMR-Produkte (Zytostatika) können durch Einatmen, Verschlucken oder Aufnahme über die Haut (auch Bindehaut) Krebs hervorrufen bzw. die Krebshäufigkeit erhöhen.

Die Gefahrenstoffinformation trifft zum einen auf Flächendesinfektionsmittel zu. Zum anderen auf Tätigkeiten, mit denen das Reinigungspersonal konfrontiert wird, wenn Zytostatikakontaminationen entfernt werden müssen, z. B. zerbrochene Tabletten oder undichte Infusionsbeutel auf onkologischen Stationen.

Sollen in einem Betrieb Fremdfirmen Tätigkeiten mit Gefahrenstoffen ausüben, hat der Arbeitgeber als Auftragsgeber (Krankenhaus, Pflegeeinrichtung) sicherzustellen, dass nur solche Fremdfirmen herangezogen werden, die über die Fachkenntnis und Erfahrung verfügen, die für diese Tätigkeiten erforderlich sind. Der Arbeitgeber als Auftraggeber hat die Fremdfirmen über die Gefahrenquellen und spezifischen Verhaltensregeln zu informieren. Jeder Arbeitgeber (auch Fremdfirma) ist dafür verantwortlich, dass seine Beschäftigten die gemeinsam festgelegten Schutzmaßnahmen anwenden (GefStoffV, Bundesgesetzblatt, 2010). Das bedeutet:

Die Geschäftsführung eines Krankenhauses ist dafür verantwortlich, nur Reinigungsunternehmen einen Zuschlag zu erteilen, die entsprechende Kenntnis und Qualifikation beim Umgang mit Gefahrenstoffen nachweisen können.

2.5 Technische Regeln für Biologische Arbeitsstoffe (TRBA 250)

Biologische Arbeitsstoffe im Gesundheitswesen und in der Wohlfahrtspflege

Die Technischen Regeln für Biologische Arbeitsstoffe (TRBA) geben den Stand der sicherheitstechnischen, arbeitsmedizinischen, hygienischen sowie arbeitswissenschaftlichen Anforderungen bei Tätigkeiten mit biologischen Arbeitsstoffen wieder. Sie werden vom Arbeitskreis für Biologische Arbeitsstoffe (ABBAS) aufgestellt und von ihm der Entwicklung entsprechend angepasst. Die TRBA werden vom Bundesministerium für Wirtschaft und Arbeit im Bundesarbeitsblatt be-

Tab. 2.1 TRBA 250 – Tägliche Arbeit

Themen der täglichen Arbeit und Krankenhausbereiche	Relevanz für den Reinigungsdienst
Gefährdungsbeurteilung	Tätigkeit des Reinigungspersonals in unterschiedlichen Krankenhausbereichen
Schutzmaßnahmen	Desinfektionsmaßnahmen in Isolierzimmern bei kolonisierten oder infizierten Patienten. Entfernen von Zytostatikakontaminationen
Unterrichtung der Beschäftigten	Durch regelmäßige Schulungen kann die Beurteilung der Gefährdungen in den unterschiedlichen Bereichen eines Krankenhauses erkannt und besser eingeschätzt werden
Zusätzliche Schutzmaßnahmen für besondere Arbeitsbereiche und Tätigkeiten	Entfernen von Zytostatikakontaminationen. Sondereinsätze bei gehäuftem Auftreten infektiöser Erkrankungen
Falls Beschäftigte mehrerer Arbeitgeber insbesondere Instandhaltungsarbeiten gleichzeitig tätig werden, haben die Arbeitgeber die Sicherheitsbestimmungen miteinander abzustimmen und zusammenzuarbeiten. Auch Reinigungsarbeiten zählen zu den Instandhaltungsarbeiten	Schulungen der Reinigungsdienste durch die Hygienefachkraft Arbeitsanweisungen mit den Klinikgegebenheiten abstimmen

Tab. 2.2 TRBA 250 – Tätigkeiten mit biologischen Arbeitsstoffen

Tätigkeiten, bei denen es zu Kontakt mit biologischen Arbeitsstoffen kommen kann	Bereiche, in denen externe und interne Reinigungsdienste tätig sind
Klinische Untersuchung von Menschen	Diagnostikabteilung, z. B. Endoskopie
Durchführung operativer Eingriffe	OP und Notfallambulanz
Wundversorgung	Ambulanz, Arztzimmer, Stationen
Versorgung pflegebedürftiger Menschen	Alle Stationen
Aufbereitung von kontaminierten Arbeitsmaterialien wie Reinigungstücher und Bezüge	Unreine Seite der Wäscherei des Reinigungsdienstes
Beim Arbeiten mit Reinigungs- und Desinfektionsapparaten	Vor- und Aufbereitung von Reinigungswagen.
Beim Umgang mit spitzen und scharfen Gegenständen	Bettenteam, z. B. Kanülen in Betten

kannt gegeben. Die Regeln der TRBA 250 sind verbindlich.

Viele in den TRBA aufgezählte Bereiche sind auch für den Reinigungsdienst in Krankenhäusern, Rehabilitationskliniken, Pflegeheimen und Arztpraxen relevant.

Bei der Erarbeitung der Regeln der TRBA wurden auch das Infektionsschutzgesetz IfSG sowie die Empfehlungen der KRINKO berücksichtigt.

Anwendungsbereiche für die täglichen Arbeitsbereiche der Reinigungsdienste TRBA 250 (Tab. 2.1)

Die TRBA findet Anwendung bei Tätigkeiten mit biologischen Arbeitsstoffen in Arbeitsbereichen des Gesundheitswesens, in denen Menschen untersucht, behandelt oder gepflegt werden. Zu den Tätigkeiten mit biologischen Arbeitsstoffen zählt der berufliche Umgang mit biologischen Produkten, Gegenständen oder Materialien, z. B. Erbrochenem, Urin, Blut (Tab. 2.2).

Tab. 2.3 TRBA 250 – Risikoklassifizierung

Risikoklassifizierung	Risiko, denen die Beschäftigten von externen und internen Reinigungsdiensten ausgesetzt sind
Gruppe 1 Biologische Arbeitsstoffe, bei denen es unwahrscheinlich ist, dass sie beim Menschen eine Krankheit verursachen	Stationen mit Patienten, bei denen keine Kolonisierung eines potenziell infektiösen Krankheitserregers bzw. keine Erkrankung vorliegt oder bekannt ist
Gruppe 2 Biologische Arbeitsstoffe, die eine Krankheit beim Menschen hervorrufen und eine Gefahr für Beschäftigte darstellen können. Eine Verbreitung des Stoffes in der Bevölkerung ist unwahrscheinlich, eine wirksame Vorbeugung oder Behandlung ist normalerweise möglich	Alle bekannten Keimträger oder bei denen der Verdacht besteht (ausstehende Laborbefunde) und Ausscheider. Alle Patienten unter Isolierungsmaßnahmen. Im Zusammenhang mit Isolierungen wegen Tbc ist den Mitarbeitern bei der persönlichen Schutzausrüstung, ein FFP-2-Mundschutz zur Verfügung zu stellen
Gruppe 3 Biologische Gefahrenstoffe, die eine schwere Krankheit beim Menschen hervorrufen und eine ernste Gefahr für Beschäftigte darstellen können. Die Gefahr einer Verbreitung in der Bevölkerung kann bestehen, doch ist normalerweise eine wirksame Vorbeugung oder Behandlung möglich	Alle bekannten Keimträger und Ausscheider von multiresistenten gramnegativen Erregern (»MRGN«) Isolierungsmaßnahmen im Einzelzimmer
Gruppe 4 Biologische Gefahrenstoffe, die eine schwere Krankheit beim Menschen hervorrufen und eine ernste Gefahr für Beschäftigte darstellen können. Die Gefahr einer Verbreitung in der Bevölkerung ist unter Umständen groß. Normalerweise ist eine wirksame Vorbeugung und Behandlung nicht möglich	Wenn auch selten vorkommend: Alle Keimträger, die in Zusammenhang mit Epidemien, Pandemien stehen, z. B. Ebola Isolierungsmaßnahmen im Einzelzimmer

▪ Risikoklassifizierungen

Nach § 3 der Biostoffverordnung werden biologische Arbeitsstoffe nach ihrem Infektionsrisiko in vier Gruppen aufgeteilt (Tab. 2.3).

Selbst wenn Reinigungsdienste in Bereichen der Gruppe 1 arbeiten, müssen die Aspekte der Basishygiene – wie Handschuhe, (für jedes Zimmer frische) Handschuhwechsel und die Händedesinfektion – durchgeführt werden (▶ Kap. 6, Handschuhmanagement).

▪ Schutzmaßnahmen für den Reinigungsdienst, wichtige Regelungen der TRBA 250 (Tab. 2.4)

Die Zuordnung der Schutzstufen gibt Informationen über die zutreffenden Schutzmaßnahmen. Hierbei ist zu berücksichtigen, dass der Kontakt mit biologischen Arbeitsstoffen von der auszuführenden Tätigkeit des Mitarbeiters abhängt.

Die Unterrichtung der Beschäftigten wird in den TRBA 250 hervorgehoben (Tab. 2.5).

Bei Neueinstellungen erhält der Mitarbeiter im Reinigungsdienst in kurzer Zeit sehr viel Informationen. Es ist wichtig, dass der Mitarbeiter Informationen an die Hand bekommt, die er nach dem Vorstellungsgespräch nachlesen kann. Er kann sich vor seinem ersten Arbeitstag mit den Abläufen und Prozessen seines neuen Arbeitgebers vertraut machen.

▪ Impfungen der Beschäftigten, TRBA 250, 9.4 (Tab. 2.6)

Tab. 2.4 TRBA 250 – Schutzmaßnahmen

Schutzmaßnahmen, allgemeine Anforderungen	Bereiche, in denen Schutzmaßnahmen anzuwenden sind
Technische Schutzmaßnahmen Schutzkittel-Schürze, Schutzbrille und Schutzhandschuhe, Mundschutz, Dosiergeräte	Bei Ansetzen und Abfüllen von Desinfektionsmittel
Bauliche Schutzmaßnahmen Leicht erreichbare Handwaschplätze mit warmem und kaltem Wasser und mit einer Mischbatterie zur Ellbogenbedienung	Im »Waschraum«, d. h. in dem Raum, in dem Bezüge und textile Reinigungstücher aufbereitet werden, aber auch in Räumen, in denen Reinigungswagen geparkt gereinigt und aufgerüstet werden
Organisatorische Schutzmaßnahmen Der Arbeitgeber hat für die einzelnen Arbeitsbereiche entsprechend der Infektionsgefährdung Maßnahmen zur Desinfektion, Reinigung sowie zur Ver- und Entsorgung schriftlich festzulegen (Hygieneplan) und zu überwachen	Die Hygienefachkraft erstellt einen eigenen Reinigungs- und Desinfektionsplan für den Reinigungsdienst. Diese Pläne betreffen alle Patientenzimmer, Abteilungen für Diagnostik und operative Eingriffe
Hygienische Schutzmaßnahmen Ausstattung mit Einmalhandschuhen	Generell bei allen Reinigungs- und Desinfektionsarbeiten. Die Einmalhandschuhe werden nach jedem Patientenzimmer entsorgt, für das nächste Zimmer werden frische Einmalhandschuhe angezogen
Beschäftigte dürfen an Arbeitsplätzen, an denen die Gefahr einer Kontamination durch biologische Arbeitsstoffe besteht, keine Nahrungs- und Genussmittel zu sich nehmen und lagern	Dies trifft auf das Thema »Speisen und Getränke auf dem Reinigungswagen« zu
Bei Tätigkeiten, die eine hygienische Händedesinfektion erfordern, dürfen an Händen und Unterarmen keine Schmuckstücke, Uhren und Eheringe getragen werden. Derartige Gegenstände können die Wirksamkeit der Händedesinfektion vermindern	Die hygienische Händedesinfektion geht bis über das Handgelenk, deshalb keine Armbanduhr und Handgelenkschmuck Auf jede Art der Nagelkosmetik sollte verzichtet werden (RKI, 2007; CDC, 2002)

2.6 Technische Regeln für Biologische Arbeitsstoffe (TRBA 500)

Allgemeine Hygienemaßnahmen: Mindestanforderungen

Die TRBA 500 werden vom Bundesministerium für Arbeit und Sozialordnung im Bundesarbeitsblatt bekannt gegeben. Die TRBA 500 beschränken sich kurz gefasst auf die Mindestanforderungen an die Hygienemaßnahmen, die im Zusammenhang mit biologischen Arbeitsstoffen stehen und entsprechen denen der TRBA 250 (Bundesarbeitsblatt, 1999).

Fallbeispiel Bei einer ersten Begehung einer Klinik, die ich in Hygienefragen beraten sollte, fiel mir eine deutsche Reinigungskraft mit Schmuck und Nagelkosmetik auf. Ich fragte sie, ob sie eine hygienische Einweisung bzw. Schulung über ihre Tätigkeit erhalten habe. Sie sagte, dass sie nur eine kurze Einweisung hatte, was das Arbeitsgerät betrifft. Sie arbeitet noch nicht lange als Reinigungskraft. Sie hatte sich erst kurz vor der Eröffnung der Klinik beworben und sofort die Stelle bekommen.

Bei näherer Befragung erhielt ich folgende Informationen:

- Sie hatte lediglich eine kurze Einweisung am Arbeitsgerät – dem Reinigungswagen.

Tab. 2.5 TRBA 250 – Unterrichtung der Beschäftigten

Material zur Unterrichtung der Beschäftigten	Begleitende Sicherheitsmaßnahmen
Betriebsanweisungen Der Arbeitgeber hat nach § 12, Abs. 1 und 2 Biostoffverordnung Betriebsanweisungen zu erstellen	Diese können mit der Hygienefachkraft gemeinsam erarbeitet werden. So ist sichergestellt, dass alle hygienischen Belange berücksichtigt werden
Die Betriebsanweisung ist in einer für den Beschäftigten verständlichen Form und Sprache abzufassen und an geeigneter Stelle in den Arbeitsstätten bekannt zu machen und zur Einsichtnahme auszulegen oder auszuhängen. Es ist möglich, Betriebsanweisung und Hygieneplan zu kombinieren	Hier eignen sich auch Handouts von Fortbildungen mit viel Bildmaterial als Orientierungshilfe
Unterweisungen vor Ort in den einzelnen Tätigkeiten. Die Unterweisung ist mündlich, arbeitsplatz- und tätigkeitsbezogen mindestens jährlich durchzuführen, sowie vor Aufnahme der Tätigkeit, bei Änderungen der Arbeitsbedingungen, die zu einer erhöhten Gefährdung der Beschäftigten führen, bei der Feststellung der Kontamination des Arbeitsplatzes	Auch hier eignen sich Handouts von Fortbildungen mit viel Bildmaterial als Orientierungshilfe *Wichtig!* Ausführliche Einweisung VOR Aufnahme der Tätigkeit
Schutzmaßnahmen gegenüber Methicillin-resistenten Staphylococcus-aureus-Stämmen (MRSA)	Die Beschäftigten sind hinsichtlich der Bedeutung und des Umgangs mit MRSA/MRGN kolonisierten und infizierten Patienten sowie über die erforderlichen besonderen Hygienemaßnahmen zu unterrichten Die Unterweisung von Beschäftigten sollte sich den Resistenzentwicklungen anpassen Selbstverständlich sollten die Unterweisungen alle gängigen infektiösen Erkrankungen umfassen: Noroviren, Clostridium difficile, Tbc u. a.

Tab. 2.6 TRBA 250 – Impfungen der Beschäftigten

Impfungen der Beschäftigten	Gefährliche Bereiche, in denen Impfungen zu empfehlen sind
Der Arbeitgeber hat den Beschäftigten Impfungen anzubieten, wenn Tätigkeiten ausgeführt werden, bei denen es regelmäßig und in größerem Umfang zum Kontakt mit infektiösem und potenziell infektiösem Material kommen kann	Dies trifft in vollem Umfang in vielen Krankenhausbereichen auf den Reinigungsdienst zu

- Sie hatte keinerlei Unterlagen (z. B. Handouts) erhalten.
- Sie wusste nicht, dass das Tragen von Schmuck während der Arbeit verboten ist.
- Sie verträgt keine Haushaltshandschuhe. Deshalb fasst sie mit bloßen Händen in das Flächendesinfektionsmittel, um Reinigungstücher anzufeuchten und auszuwringen!
- Sie wurde nicht über mögliche Alternativen zu Haushaltsschuhen aufmerksam gemacht.
- Sie wurde nicht an einen Betriebsarzt überwiesen.
- Sie erhielt keinerlei fachliche Einweisung in hygienerelevante Themen. Sie hatte nur eine vage Ahnung, was MRSA und Noroviren

Tab. 2.7 TRGS 525 – Umgang mit CMR

Umgang mit CMR	Maßnahmen für die Beschäftigten
Der Arbeitgeber ist verpflichtet, ein Verzeichnis aller Gefahrenstoffe zu führen	Bei Sprach- bzw. Verständigungsproblemen wäre ein Verzeichnis in den entsprechenden Landessprachen optimal
Der Arbeitgeber ist verpflichtet, bereichsbezogene persönliche Schutzkleidung bei Arbeiten mit CMR zur Verfügung zu stellen	Was den Reinigungsdienst betrifft, sind die Abschnitte wichtig, bei denen es um CMR (cancerogen, mutagen, reproduktionstoxisch bzw. Krebserzeugende, erbgutverändernde und fortpflanzungsgefährdende Stoffe) geht. In Zusammenhang mit dem Reinigungsdienst stehen Tätigkeiten wie der Umgang mit Arzneimitteln, z. B. zerbrochene Tabletten, undichte Infusionsbeutel auf z. B. onkologischen Stationen, im Vordergrund
Beschäftigte, die mit Gefahrenstoffen umgehen, müssen vor Aufnahme der Tätigkeit und danach mindestens einmal jährlich anhand der Betriebsanweisung über die auftretenden Gefahren sowie über die Schutzmaßnahme unterwiesen werden	Reinigungsarbeiten bei Zytostatikakontamination. Die Unterweisung kann vom Sicherheitsbeauftragten der Einrichtungen durchgeführt werden

bedeuten, geschweige denn, welche Schutzmaßnahmen und Desinfektionsmittel in welcher Konzentration anzuwenden wären.

- Der Aufbereitungsraum »Waschraum« des Reinigungsdienstes war nicht in einen »reinen« und einen »unreinen« Bereich getrennt.
- Von einer regelmäßigen bakteriologischen Überprüfung der Waschmaschine wusste niemand etwas.

Juristisch relevantes Problem Nimmt man die Aussage der Reinigungskraft und vergleicht diese mit den verbindlichen Vorschriften, zeigt sich, dass der Arbeitgeber dieser Reinigungskraft massiv gegen Regeln (▶ Übersicht) der TRBA 250 verstößt.

Lösung des Problems Hier wäre die Erarbeitung eines Einführungskurses mit Handout und Etablierung von regelmäßigen Kurzschulungen zu aktuellen Themen und als Auffrischung durch das Hygienefachpersonal anzuraten.

2.7 Technische Regeln für Gefahrenstoffe (TRGS 525)

- **Umgang mit Gefahrenstoffen in Einrichtungen zur humanmedizinischen Versorgung**

Diese Regeln werden vom Ausschuss für Biologische Arbeitsstoffe (AGS) aufgestellt und von ihm der Entwicklung entsprechend angepasst (TRGS 525, Bundesarbeitsblatt, 1998). Die TRGS 525 befassen sich hauptsächlich mit Gefahrenstoffen, deren Herstellung und den Schutzmaßnahmen beim Umgang mit diesen (Tab. 2.7).

Bei Arbeiten mit Flächendesinfektionsmittel sind die in Tab. 2.8 dargestellten Schutzmaßnahmen zu beachten.

Die Fülle an Regeln macht deutlich, dass nur geschultes und motiviertes Reinigungspersonal seinen Part dazu beitragen kann, die Übertragung von multiresistenten Erregern durch infektionspräventives Arbeiten zu minimieren. Dies muss bei Vertragsverhandlungen den Geschäftsführern von Reinigungsunternehmen bewusst sein (Abb. 2.2).

Tab. 2.8 TRGS 525 – Umgang mit Desinfektionsmitteln

Umgang mit Desinfektionsmitteln	Anweisungen für den Reinigungsdienst, Schutzmaßnahmen beim Umgang mit Gebrauchslösungen
Möglichst automatische, dezentrale Desinfektionsmitteldosiergeräte benutzen. Ansetzen des Desinfektionsmittels von Hand nach Möglichkeit aus gebrauchsfertigen Dosierbeuteln	Schutzbrille und Plastikschürze benutzen Genaue Dosierung des Herstellers beachten. Die Wassertemperatur darf max. Raumtemperatur haben
Ein Mischen verschiedener Produkte (Desinfektionsmittel mit Reinigungsmitteln) ist nicht zulässig, es sei denn, der Hersteller weist ausdrücklich auf die Kompatibilität hin	Herstellerangaben beachten
Verwendung von Desinfektionsmitteln auf Aldehydbasis	Gefäße mit aldehydhaltigen Flächendesinfektionsmitteln sind immer geschlossen zu halten. Der Raum, in dem das aldehydhaltige Desinfektionsmittel angewendet wurde, ist gut zu lüften
Alkoholische Flächendesinfektionsmittel nur verwenden, wenn eine schnell wirksame Desinfektion notwendig ist und keine anderen Flächendesinfektionsmittel zur Verfügung stehen	Aus Gründen des Explosionsschutzes darf die Menge des alkoholischen Desinfektionsmittels max. 50 ml/m^2 nicht überschreiten. Keine Desinfektionsmittel in Sprühflaschen verwenden. Heiße Flächen sollten vor der Desinfektion abgekühlt sein. Kein alkoholisches Flächendesinfektionsmittel in der Nähe offener Flammen oder eingeschalteten elektrischen Geräten benutzen

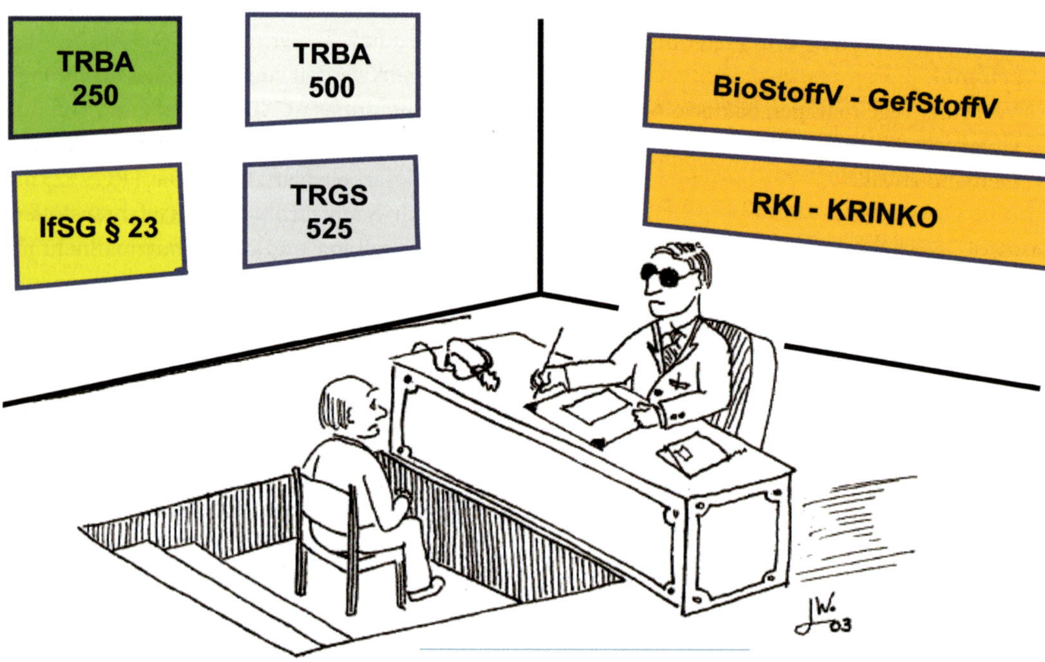

Abb. 2.2 Vertragsverhandlungen

2.8 Patientenrecht – Haftungsrisiken für Krankenhäuser und Pflegeheime

» Grundsätzlich hat der Patient darzulegen und zu beweisen, dass eine medizinisch notwendige organisatorische Hygienemaßnahme nicht eingehalten oder fehlerhaft ausgeführt wurde, dass dies vorhersehbar und vermeidbar war und dass die Infektion tatsächlich auf der unterlassenen oder fehlerhaften Hygienemaßnahme beruht. (Anschlag, 2009) «

Die Rechtsprechung hat jedoch im Zusammenhang mit z. B. Dokumentationsmängeln und bei »voll beherrschbaren Risiken« eine Beweiserleichterung geschaffen und damit die Rechte des Patienten gestärkt. »Besonders bedeutsam ist diese Beweiserleichterung für den Bereich der Hygienemängel, da dieser dem ureigensten Organisationsbereich eines Klinikträgers entspringt« (Anschlag, 2009).

Hygiene wird als voll beherrschbares Risiko gesehen. Hierunter sind u. a. auch Schäden durch verunreinigte Desinfektionsmittel zu verstehen.

Der Ausblick in der Rechtsprechung

» Auf Grund der an Bedeutung gewinnenden Infektionsproblematik ist mit einer Erweiterung der Beweiserleichterungen und damit vor allem des voll beherrschbaren Risikos zu rechnen. Die Rechtsprechung scheint bestrebt, den Beweisnachteil der Patienten im Hygienebereich über Beweiserleichterungen auszugleichen. (Anschlag, 2009) «

Bei den bisherigen Urteilen der in der Rechtsprechung behandelten Themen handelt es sich ausschließlich um Klagen gegen Krankenhäuser wegen Kunstfehler (z. B. durch Spritzen) sowie Infektionen mit MRE (multiresistente Erreger) aus ärztlicher und pflegerischer Sicht.

» § 23 Abs. 3 Infektionsschutzgesetz (IfSG) besagt, dass die Leiter von Krankenhäusern, Einrichtungen für ambulantes Operieren, Vorsorge- und Rehabilitationseinrichtungen, Arzt- und Zahnarztpraxen, sonstiger humanmedizinischer Heilberufe [...] in denen eine den Krankenhäusern vergleichbare Versorgung erfolgt, sicherzustellen haben, dass die nach dem Stand der medizinischen Wissenschaft erforderlichen Maßnahmen getroffen werden, um nosokomiale Infektionen zu verhüten und die Weiterverbreitung von Krankheitserregern, insbesondere solcher mit Resistenzen, zu vermeiden. Die Einhaltung des Standes der medizinischen Wissenschaft auf diesem Gebiet wird vermutet, wenn jeweils die veröffentlichen Empfehlungen der Kommission für Krankenhaushygiene und Infektionsprävention beim Robert-Koch- Institut und der Kommission Antiinfektiva, Resistenz und Therapie beim Robert-Koch-Institut beachtet worden sind. (IfSG, 2011) «

Durch die Verantwortlichkeit für Hygienestandards bzw. des Hygieneplanes ergeben sich für den Leiter der Einrichtung strafrechtliche Haftungsrisiken (◘ Abb. 2.3).

Angesicht des klaren Wortlautes spricht einiges dafür, dass die Geschäftsführung sich nicht ohne weiteres durch Delegation vollständig der Aufgabe entledigen kann. Da das Gesetz an die Sicherstellung der Umsetzung der Kommissionsempfehlung anknüpft, wird man hier erhebliche organisatorische Anforderungen an die kaufmännisch-organisatorische und die ärztliche Leitung zu stellen haben (Middendorf, 2011).

Der gesetzlich eindeutig formulierte Sicherstellungsauftrag führt durch die entsprechende Aufgabenzuweisung zu gesteigerten Haftungsrisiken für die Führungsebene. Hierbei wird man angesichts des offenen Begriffs des »Leiters« im Zweifel gut beraten sein, eindeutige Qualitätssicherungsvorgaben sowohl auf der Ebene der ärztlichen als auch auf der Ebene der kaufmännisch-organisatorischen Leitung umzusetzen (Middendorf, 2011).

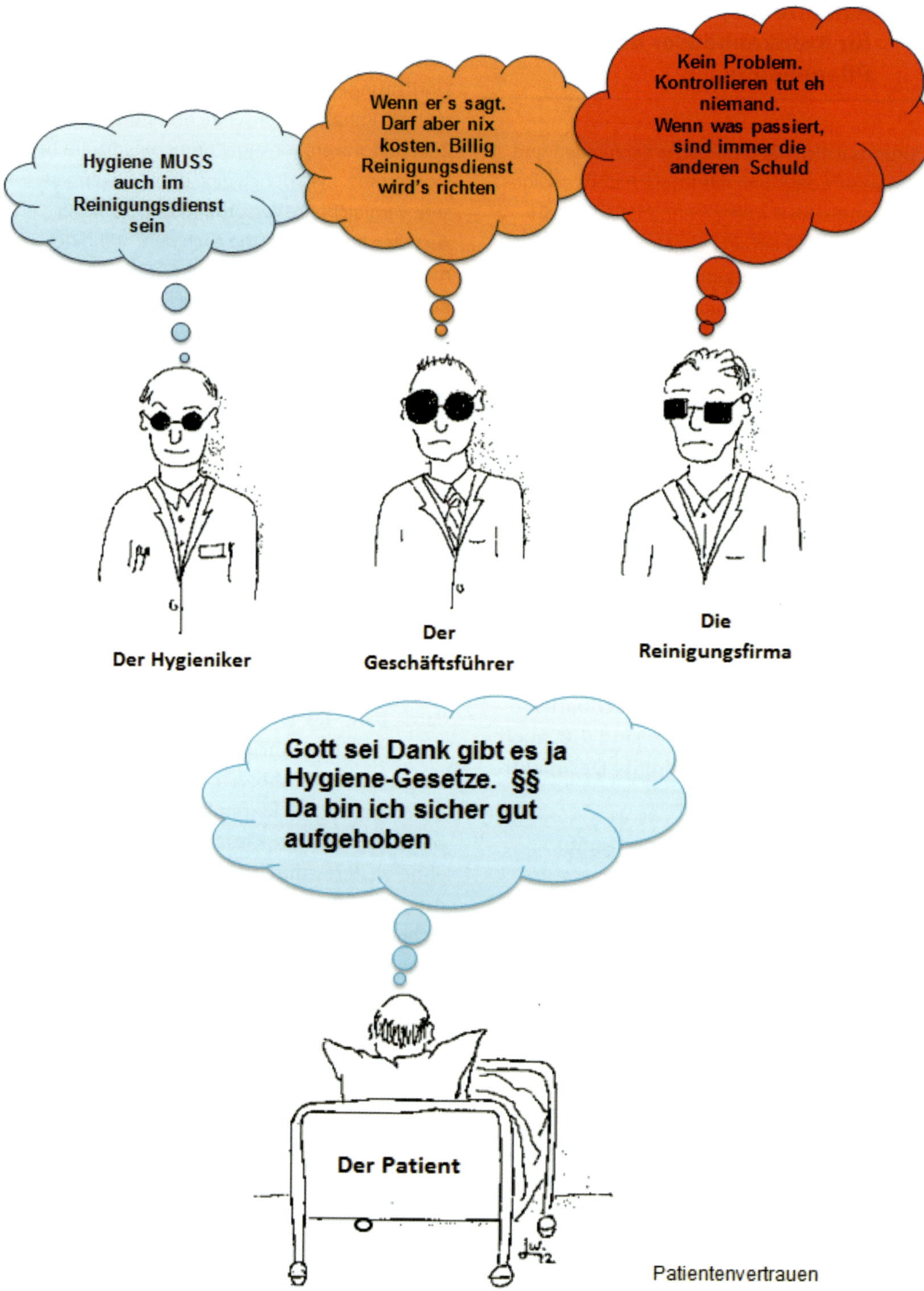
Hygiene MUSS auch im Reinigungsdienst sein
Wenn er´s sagt. Darf aber nix kosten. Billig Reinigungsdienst wird's richten
Kein Problem. Kontrollieren tut eh niemand. Wenn was passiert, sind immer die anderen Schuld
Der Hygieniker
Der Geschäftsführer
Die Reinigungsfirma
Gott sei Dank gibt es ja Hygiene-Gesetze. §§ Da bin ich sicher gut aufgehoben
Der Patient
Patientenvertrauen

Abb. 2.3 »Patientenvertrauen«

Literatur

Anschlag M (2009) Krankenhaushaftung – Beweiserleichterungen bei Hygienemängeln. MedR 27:513–516

BioStoffV – Verordnung über Sicherheit und Gesundheitsschutz bei Tätigkeiten mit Biologischen Arbeitsstoffen (Biostoffverordnung) Bundesgesetzblatt Dezember 2008

Center for Disease Control and Prevention (CDC) (2002) Guidelines for hand hygiene in health care settings. MMWR October:25–51 (RR-16)

GefStoffV – Verordnung zum Schutz vor Gefahrenstoffen (Gefahrenstoffverordnung) Bundesgesetzblatt November 2010

IfSG – Infektionsschutzgesetz § 23 Einrichtungen des Gesundheitswesens legen in Hygieneplänen innerbetriebliche Verfahrensweisen zur Infektionshygiene fest. Juli 2011

IfSG – Infektionsschutzgesetz § 23 Abs. 3; 4. Abschnitt Verhütung übertragbarer Krankheiten. Bundesgesundheitsblatt 2000

KRINKO: Anforderungen an die Hygiene bei der Reinigung und Desinfektion von Flächen. Bundesgesundheitsblatt 2004

Middendorf M (2011) Haftungsrechtliche Aspekte der Krankenhaushygiene nach der Reform des Infektionsschutzgesetzes. Thieme Ökonomie und Recht, Krankenhaushygiene up2date 6:312–319

Mitteilung der Kommission für Krankenhaushygiene und Infektionsprävention am Robert-Koch-Institut (2007) Prävention postoperativer Infektionen im Operationsgebiet. Bundesgesundheitsblatt 50:377–393

Stocker U, Heese B; Bayerisches Landesamt für Gesundheit und Lebensmittelsicherheit (2006) Biostoffverordnung, Ratgeber für Arbeitgeber und Beschäftigte, Band 1 der Schriftenreihe Arbeitsschutz und Produktsicherheit

TRBA 250: Technische Regeln für Biologische Arbeitsstoffe. Biologische Arbeitsstoffe im Gesundheitswesen und in der Wohlfahrtspflege. Bundesarbeitsblatt 7, 2006. S. 193, November 2003, Änderung und Ergänzung Juli 2006

TRBA 500: Technische Regeln für Biologische Arbeitsstoffe. Allgemeine Hygienemaßnahmen: Mindestanforderungen. Bundesarbeitsblatt März 1999

TRGS 525: Technische Regeln für Gefahrenstoffe. Umgang mit Gefahrenstoffen in Einrichtungen zur humanmedizinischen Versorgung. Bundesarbeitsblatt Mai 1998

Vorwort und Einleitung der Kommission zur Richtlinie für Krankenhaushygiene und Infektionsprävention. Bundesgesundheitsblatt 2004

Kooperation von Gesundheitseinrichtungen und Reinigungsdienst

3.1 Reinigungsdienste intern oder extern (Vor- und Nachteile)

- **Die Vergangenheit**

Als ich 1970 meine Ausbildung in der Krankenpflege begann, war der hauseigene Reinigungsdienst eine Selbstverständlichkeit. Er wurde von der Hauswirtschaftsleitung organisiert. Der Reinigungsdienst hatte eine beachtliche Mannschaftsstärke. Jede einzelne Reinigungskraft identifizierte sich mit »ihrer« Station oder Abteilung. Sie hatte genug Zeit zur Verfügung und den Ehrgeiz, »ihren« Bereich gründlich zu reinigen. Da schaute auch niemand so genau auf die Uhr. Es war die Zeit, als es auch noch Stationshilfen gab. Genaue Stellenbeschreibungen oder gar Qualitätsmanagement gab es zu dieser Zeit noch nicht. Die Grenzen der Tätigkeiten waren z. T. fließend, so dass eine Stationshilfe manchmal auch einen Teil der Reinigungsarbeiten übernahm. Reinigungskräfte und Stationshilfen waren fester Bestandteil der Station und entsprechend sozial integriert. Sie waren beim Frühstück (ein sehr wichtiger sozialer Klebestoff), bei privaten Feiern und bei offiziellen Anlässen, z. B. Weihnachtsfeier, immer eingeladen.

- **Die Gegenwart**

In den 1980er Jahren wurde aufgrund von Sparmaßnahmen begonnen, den internen Reinigungsdienst abzuschaffen. Das Wort »outsourcen« wurde modern. Auch der Reinigungsdienst wurde outgesourced. Nun begann die Zeit der externen Reinigungsunternehmen, die sich in einem harten Markt behaupten müssen und gewinnorientiert arbeiten (◘ Abb. 3.1).

Wie bereits in der Einleitung erwähnt, sind jedoch Reinigungsunternehmen per se Gebäudereiniger. Ein Krankenhaus oder Seniorenheim ist auch nur ein Gebäude. Dass jedoch in Gebäuden von Gesundheitseinrichtungen auch besonders auf die Hygiene geachtet werden muss, wird bis heute leider nur von wenigen Reinigungsunternehmen praktiziert. Reinigungsunternehmen sollten verstehen, dass jetzt, spätestens in Zeiten immer schneller multiresistent werdender Erreger, ein konsequentes hygienisches Arbeiten unabdingbar ist und auf dem Markt als Alleinstellungsmerkmal durchaus genutzt werden kann. Externe Reinigungsunternehmen sind leider anders aufgestellt. Sie denken an Gewinnmaximierung. Reinigungskräfte müssen für wenig Geld, in einer viel zu knapp bemessenen Zeit eine viel zu große Anzahl an Quadratmetern bearbeiten. Hygieneschulungen sind selten und lückenhaft. Billige Reinigungskräfte, oft mit wenig Deutschkenntnissen, stehen zahlreich zur Verfügung.

Ab und zu gibt es auch Symbiosen. Gute externe Reinigungsunternehmen können mit guter Personalpolitik und Verhandlungsgeschick die Geschäftsführung von Gesundheitseinrichtungen überzeugen, dass sie Wert auf infektionspräventives Arbeiten legen, und erhalten im Idealfall langfristige Verträge. Dann wird die Station, die die externe Reinigungskraft zu bearbeiten hat, auch »ihre« Station.

Chancen für eine längerfristige Zusammenarbeit von Krankenhaus und externen Reinigungsunternehmen sind möglich.

> **Die Geschäftsführung eines Krankenhauses sollte erkennen, dass Reinigungsunternehmen, die langfristig in einer medizinischen Einrichtung arbeiten, sich mit der Zeit mit »ihrem« Krankenhaus identifizieren. Die Reinigungskraft arbeitet dann sozusagen auch auf »ihrer« Station.**

Auch die Geschäftsführung von Krankenhäusern arbeitet gewinnorientiert. Häufig bekommen die preisgünstigen Anbieter (um nicht zu sagen – Billiganbieter) den Zuschlag. Das bedeutet, das Verhalten der Geschäftsführung von Krankenhäusern bedingt diese negative Entwicklung.

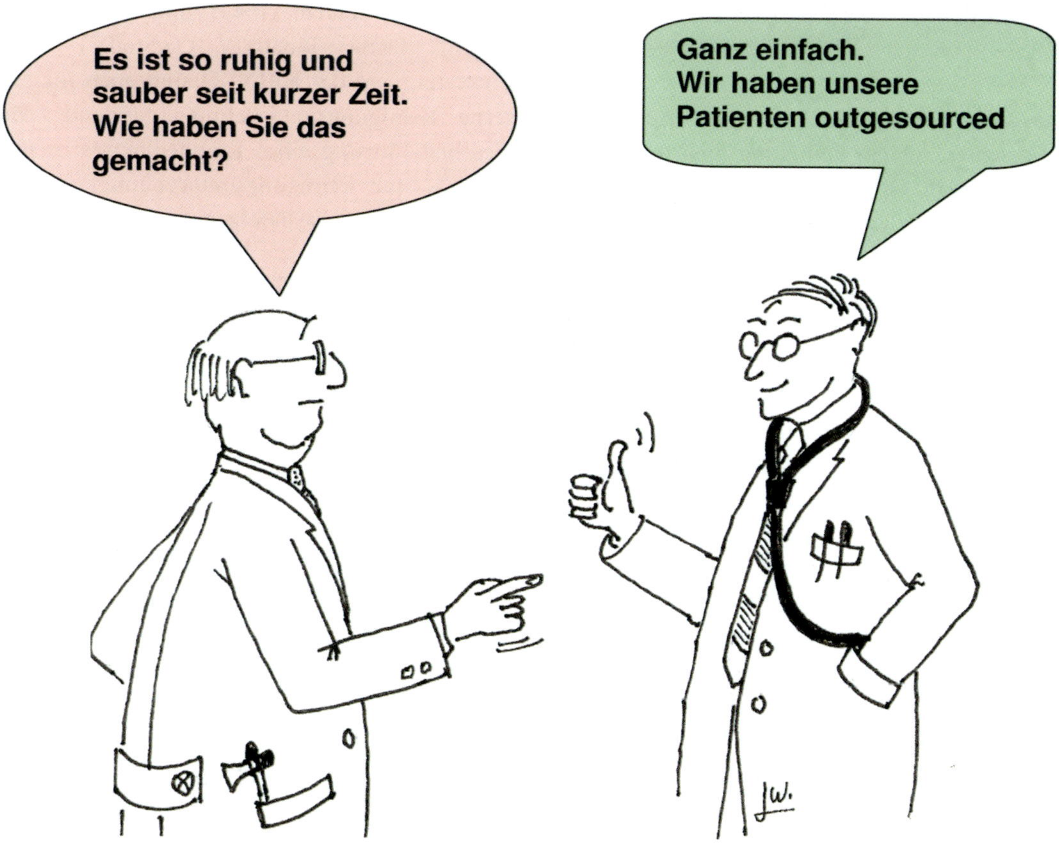
Es ist so ruhig und sauber seit kurzer Zeit. Wie haben Sie das gemacht?
Ganz einfach. Wir haben unsere Patienten outgesourced
JW.

Abb. 3.1 Patienten outgesourced

In einigen Krankenhäusern ist ein leichter Trendwechsel zu sehen. Der hausinterne Reinigungsdienst erfährt eine Renaissance, d. h. es werden, wenn auch noch selten, wieder hauseigene Reinigungsdienste aufgebaut. Manche Einrichtungen arbeiten auch geteilt. In sensiblen Bereichen, z. B. OP, mit hauseigenem Reinigungspersonal, in anderen Bereichen, z. B. Stationen, mit Fremdpersonal, oder umgekehrt. Die Beobachtungen zeigen häufig, dass die Krankenhäuser, die einen reinen hauseigenen Reinigungsdienst beschäftigen, die saubersten sind und ein sehr motiviertes Personal haben.

3.2 Auswahl eines Reinigungsdienstes – worauf Sie achten sollten

Das RKI bzw. die KRINKO gibt den medizinischen Einrichtungen keine Empfehlungen, ob ein hauseigener Reinigungsdienst oder ein externes Reinigungsunternehmen zum Einsatz kommen soll. Vor Vertragsvergabe an ein externes Reinigungsunternehmen sollte die Leitung eines Krankenhauses genau prüfen, was der Reinigungsdienst leistet. Das Vorlegen eines Zertifikates sollte nicht als ausreichend betrachtet werden.

Bei Begehungen zeigt sich häufig folgendes Bild:

Ausgangssituation Von wenigen Ausnahmen abgesehen, bieten Reinigungsdienste ein Bild mit starkem Optimierungspotenzial. Reinigen und Desinfizieren unter infektionspräventiven Gesichtspunkten findet noch wenig statt. Nach dem Motto: »So sind die Standards bei uns« oder »Mehr bekommen wir nicht bezahlt« wird an alten Ritualen festgehalten. Vorschlägen zur Arbeitserleichterung und sinnvollem hygienischen Arbeiten wird mit Totschlagargumenten wie »Was glauben Sie, das kapieren unsere Putzfrauen doch nie« begegnet. Das eigene Berufsbild zementiert sich freiwillig negativ.

Empfehlung Die Geschäftsführungen der Krankenhäuser und Pflegeeinrichtungen machen den externen Reinigungsunternehmen ein faires Angebot. Die Hygienefachkraft unterstützt den externen Reinigungsdienst mit Schulungen.

Ausgangssituation Der Konkurrenzdruck unter den zahlreichen kleineren Reinigungsfirmen (häufig in Seniorenheimen tätig), mittleren und großen Reinigungsunternehmen (in Akut- und Rehakliniken) ist sehr hoch und wächst stetig.

Empfehlung Die Geschäftsführungen von Krankenhäusern und Pflegeheimen bieten dem Reinigungsunternehmen einen Vertrag an, der bei Erfüllung vorgegebener Leistungskriterien (vor allem der Hygiene) eine langfristige Zusammenarbeit in Aussicht stellt.

Ausgangssituation Ein externes Reinigungsunternehmen wird bei Vertragserteilung selten an seiner Qualität, sondern an wirtschaftlichen Gesichtspunkten gemessen. Eine einseitige Betrachtungsweise der Geschäftsführungen und vor allem der Ärztlichen Direktoren, die für die Hygiene verantwortlich zeichnen.

Empfehlung Gesetze (IfSG) und verbindliche Regeln (TRBA, BioStoffV, GefStoffV) sowie Empfehlungen der KRINKO sind auch für externe Reinigungsunternehmen bindend. Die Geschäftsführung eines Krankenhauses ist gut beraten, nur Reinigungsunternehmen zu beschäftigen, die diese befolgen.

Ausgangssituation Das bloße Rechnen, mehr Quadratmeter als der Mitbewerber in der gleichen Zeit zu leisten, wird anscheinend als ausreichende Qualitätsbestätigung akzeptiert. Schon wieder eine einseitige Betrachtungsweise der Geschäftsführung. Und eine gefährliche dazu.

Empfehlung Die Geschäftsführung eines Krankenhauses muss dem Reinigungsunternehmen eine realistische Arbeitszeitgrundlage zur Erfüllung einer Leistung geben, die zu aller Zufriedenheit durchgeführt werden kann.

Ausgangssituation Medizinische Einrichtungen prüfen nicht, ob der Reinigungsdienst den gesetzlichen Anforderungen entspricht. Dies wird, wenn vorhanden und im optimalen Falle, der hausinternen Hygieneabteilung überlassen. Häufig ist es jedoch so, dass Hygienefachkräfte auch wenig Erfahrung haben, wie ein guter, hygienisch arbeitender Reinigungsdienst aufgestellt sein muss. Immer häufiger kommt es dann vor, dass bei Begehungen von Gesundheitsämtern (auch in Einrichtungen mit eigener Hygieneabteilung) erhebliche Mängel bei den Reinigungsdiensten festgestellt werden. Eine peinliche Situation.

Empfehlung Die Geschäftsführung eines Krankenhauses oder einer Pflegeeinrichtung tut gut daran, vor Vertragsunterzeichnung durch die Hygienefachkraft prüfen zu lassen, ob die Aussagen des Reinigungsunternehmens der Wahrheit entsprechen. Beispielsweise kann die Hygienefachkraft Referenzhäuser in Augenschein nehmen.

Ausgangssituation Da keine einheitlichen Standards über die Qualifikation von Reinigungsunternehmen existieren, sind die Hygienefachkräfte z. T. unsicher, welche Kriterien ein Reinigungsunternehmen erfüllen muss, um korrekt infektionsprophylaktisch seine Aufgaben zu erfüllen. Aus dieser Unsicherheit heraus kommt es dazu, dass Hygienefachkräfte häufig als gegeben hinnehmen, was die Reinigungsdienste ihnen präsentieren.

Empfehlung Die Hygieneabteilung ist gut beraten, sich auf den jährlichen, einschlägigen internationalen Messen in zweijährigem Wechsel, 2013 in Berlin (CMS – Cleaning Management Services) und 2014 in Amsterdam (INTERCLEAN), zu orientieren, was der Markt an arbeitsphysiologischem Arbeitsgerät und Neuigkeiten bietet.

Ausgangssituation Reinigungsdienste intern sowie von extern bekommen die Räumlichkeiten zugewiesen, die noch nicht vergeben sind. Dies sind häufig unattraktive Kellerräume.

Empfehlung Reinigungsdienste, ob extern oder intern, sollten angemessene Räumlichkeiten zugewiesen bekommen. Dies trifft auf Umkleide- und Pausenräumen ebenso zu wie auf Parkmöglichkeiten der Reinigungswagen und Räume zur Lagerung von Gefahrenstoffen (Chemikalien). Hier sind Gesetze und Regeln zu beachten.

Ausgangssituation In der Fachliteratur der Reinigungsdienste sind die verschiedenen Aspekte der zu beachtenden Hygiene bei Arbeiten in Krankenhäusern deutlich beschrieben. Daher ist es umso erstaunlicher, dass die Umsetzung teilweise erschreckend unberücksichtigt bleibt.

Empfehlung Die Hygienefachkraft muss eng mit dem Reinigungsunternehmen zusammenarbeiten. Wenn es notwendig ist, an seine Pflichten zum infektionspräventiven Arbeiten erinnern und Schulungen durchführen.

Bei der intensiven Beschäftigung mit der Thematik Reinigungsdienst wird deutlich, dass den Reinigungsdiensten im Alltag der Krankenhäuser und Pflegeeinrichtungen kaum Beachtung geschenkt wird. Dies liegt sicher daran, dass bei augenscheinlicher Sauberkeit sich niemand über den Reinigungsdienst Gedanken macht. Der Reinigungsdienst scheint fast unsichtbar. Er passt sich den Arbeitsrhythmen seines Auftraggebers an, arbeitet häufig vor oder nach der »rush hour« in den Krankenhäusern und Pflegeeinrichtungen.

3.3 Hygienebewusstes Arbeiten des Reinigungsdienstes in ambulanten OP-Zentren

Mitarbeiter und Ärzte in Praxen für ambulantes Operieren sind oft nicht informiert, wie die Reinigungskraft in der Praxis die Reinigung bzw. Desinfektion durchführt. Reinigungskräfte in Praxen arbeiten quasi verdeckt. In der Regel sind sie bereits wieder außer Haus, bevor der erste Mitarbeiter die Praxis betritt. Oder die Reinigungskraft kommt spät abends, wenn kein Mitarbeiter mehr vor Ort ist. Das ist sicher z. T. auch sinnvoll, da so der Arbeitsablauf nicht gestört wird.

Häufig liegen keinerlei genaue Arbeitsanweisungen vor, wie und in welcher Reihenfolge die einzelnen Räumlichkeiten einer Praxis gereinigt und desinfiziert werden müssen. Es ist also nicht klar, ob die Reinigungskraft mit einem Reinigungstuch zuerst die Toilette und anschließend mit dem gleichen Tuch den OP-Tisch reinigt. Reinigungskräfte in Praxen können auch sog. »Ich-AGs« sein, d. h. es kann nicht unbedingt davon ausgegangen werden, dass diese in hygienischem Arbeiten geschult sind. Meistens existiert nicht mal ein Reinigungs- und

Desinfektionsplan explizit für die Reinigungskraft. Qualitätskontrolle des Reinigungsdienstes findet in ambulanten OP-Zentren selten statt.

Das Arbeitsgerät sowie dessen Aufbereitung entsprechen nicht selten dem des häuslichen Umfeldes. Häufig werden die Reinigungsutensilien in der Praxis mit einer Haushaltswaschmaschine gewaschen. Mikrobiologische Prüfungen der Waschmaschinen finden nicht statt.

In einer Studie von Otto-Karg et al. (2011) wurde geprüft, inwieweit die Praxen durch externe Reinigungsdienstleister oder eigenes Personal gereinigt und desinfiziert wurden. Eine weitere Frage war, ob für diese Tätigkeiten entsprechende Arbeitsanweisungen existieren und den medizinischen Fachangestellten die Inhalte dieser Vorgaben bekannt waren. Außerdem wurde gefragt, ob eigenes Personal in der Reinigung und Desinfektion eingewiesen und geschult war und ob diese Tätigkeiten dokumentiert und überprüft wurden (▪ Tab. 3.1).

Der Praxisbetreiber ist laut berufsgenossenschaftlichen Regeln für Sicherheit und Gesundheit bei der Arbeit (BGR250) verantwortlich für die Unterweisung des Reinigungspersonals. Schulungen und Unterweisungen der Reinigungskräfte entsprechend den Vorgaben wurden nur in acht der 46 befragten Praxen durchgeführt bzw. waren bekannt, dass diese durchgeführt wurden. In neun Fällen der 46 befragten Praxen war zwar ein Reinigungs- und Desinfektionsplan vorhanden, dieser war jedoch nicht mit der Praxis abgestimmt, sondern wurde unverändert aus Unterlagen der Reinigungsfirma entnommen (Otto-Karg et al., 2011).

» Die gesetzliche Verpflichtung zum Qualitätsmanagement für Arztpraxen besteht nach Sozialgesetzbuch (SGB) V §§ 135a und § 137. Verantwortlich sind die Träger bzw. die Leiter der medizinischen Einrichtungen. Das Hygienemanagement ist integraler Bestandteil dieser Forderung. (Otto-Karg et al., 2011) «

▪ **Tab. 3.1** Fragen zur Reinigung und Desinfektion bei 46 Praxen

Reinigung und Desinfektion	Ja	Nein
Externe Reinigungsfirma	12	34
Eigene Reinigungskraft	34	12
Arbeitsanweisungen zur Reinigung und Desinfektion Auf die Praxis angepasst vorhanden	23	23
Werden erforderliche Schutzmaßnahmen eingehalten?	35	11
Dokumentation der Reinigungsleistung	5	41
Ist bekannt bzw. gibt es Festlegungen zur Einarbeitung, Unterweisung und Fortbildung des Reinigungspersonals?	8	38

Hierzu gehören auch Reinigungs- und Desinfektionsmaßnahmen. In mehr als zwei Drittel der befragten Praxen (83%) waren keine Arbeitsanweisungen für Reinigung- und Desinfektion vorhanden!

Laut SGB § 135a besteht für Vertragsärzte, medizinische Versorgungszentren die Verpflichtung zur Qualitätssicherung:

(1) »Die Leistungsbringer sind zur Sicherheit und Weiterentwicklung der Qualität der von ihnen erbrachten Leistungen verpflichtet. Die Leistungen müssen dem jeweiligen Stand der wissenschaftlichen Erkenntnis entsprechen und in der fachlich gebotenen Qualität erbracht werden.«

(2) »Vertragsärzte, medizinische Versorgungszentren [...] mit denen ein Versorgungsvertrag nach 111a besteht, sind nach Maßgabe § 137 und 137d verpflichtet: 1. sich an einrichtungsübergreifenden Maßnahmen der Qualitätssicherung zu beteiligen, die insbesondere das Ziel haben, die Ergebnisqualität zu verbessern, und 2. einrichtungsintern ein Qualitätsmanagement einzurichten und weiterzuentwickeln.«

3.4 Krankenhaus und Räumlichkeiten für den Reinigungsdienst

Der Reinigungsdienst in Krankenhäusern und Pflegeeinrichtungen, ob extern oder intern, ist häufig mit Büro, Waschraum und Lager in Kellerräumen untergebracht. Dies kann ein Parameter der Wertschätzung gegenüber dem Reinigungsdienst sein. Meinen Beobachtungen nach legen leider auch zahlreiche Reinigungsdienste wenig Wert auf Sauberkeit ihres eigenen Bereiches

Wenn dann Verantwortliche von Seiten der Geschäftsführung der Krankenhäuser und Pflegeeinrichtungen diese unsauberen Räume sehen, fühlen sie sich bestätigt, dem Reinigungsdienst keine besseren Räume zugewiesen zu haben. Hier sollten viele Reinigungsdienste sich aus eigenem Interesse besser aufstellen.

Die Unterbringung der Reinigungsdienste ist sicher ein räumliches Problem jedes Krankenhauses. Gleichwohl sind Gesetze und Vorschriften einzuhalten, die leider allzu oft außer Acht gelassen werden.

3.5 Fußbodenlagerung sind Hindernisse für die Reinigung

Ausgangssituation Der größte Feind einer korrekten Fußbodenreinigung und Desinfektion ist die Fußbodenlagerung und zu tief angebrachte Regale. Die Erfahrung zeigt, dass im knapp bemessenen Zeitfenster der Reinigungsdienste auf dem Fußboden stehende Gegenstände nicht oder nur selten für eine Reinigung zur Seite geräumt werden. Schwere Gegenstände definitiv nicht. Häufig ist auch festzustellen, dass bei Regalen der unterste Regalboden zu tief oder zu hoch angebracht ist. Das bedeutet, unter diesen Regalen wird nicht gereinigt, oder die Flächen werden als Lagerfläche genutzt. Schwere Gegenstände können auf rollbaren Lastenträgern gelagert werden. So kann der Reinigungsdienst die schweren Gegenstände zur Seite rollen, reinigen und wieder zurückstellen.

Empfehlung Rollbare Lastenträger können preiswert in Baumärkten gekauft und von der Abteilung Technik oder Hausmeister zusammengebaut werden. Das unterste Regal sollte in einer Höhe von 20 cm angebracht werden. Diese Höhe macht es erfahrungsgemäß schwer möglich, noch etwas darunter zu lagern. Die Höhe ist aber ausreichend, um eine Fußbodenreinigung durchzuführen.

Ausgangssituation Häufig werden Reinigungsdiensten auch sehr kleine Räume als Putzmittelräume zugewiesen, z. T. noch mit schlechten Belüftungssituationen. Diese Räume haben oft auch keine Lagermöglichkeit in Form von Schränken oder Regalen.

Empfehlung Bei der Thematik Fußbodenlagerung kann die Geschäftsführung, vor allem aber die Stations- und Abteilungsleitungen eines Krankenhauses oder Pflegeeinrichtung, dem Reinigungsdienst hilfreich zur Seite stehen. Dies betrifft alle Bereiche. Hier kommt auch eine gute gepflegte Kommunikationskultur mit den Beschäftigten der jeweiligen Abteilung zum Tragen.

Tipp

Bei Fußbodenlagerung muss bedacht werden, dass die Flächen, die nicht gereinigt werden können u. U. trotzdem im Leistungsverzeichnis des Reinigungsunternehmens stehen und bezahlt werden. Eine gute Kooperation basierend auf Kommunikation und gegenseitige Rücksichtnahme zwischen Krankenhaus, Pflegeeinrichtung und Reinigungsdienst intern oder Reinigungsunternehmen extern schont die finanziellen Ressourcen.

3.6 Kooperationen mit den Abteilungen

Bei Begehungen ist immer wieder festzustellen, dass für den Reinigungsdienst zu wenige Lagerungsmöglichkeiten geschaffen werden. Es sind oft die einfachen Dinge. Beispielsweise fehlen Wandregale, obwohl reichlich Platz zum Anbringen dieser Regale vorhanden ist. Der Reinigungsdienst als externes Unternehmen kann von sich aus nicht die Technik oder den Hausmeister um das Anbringen der Wandregale bitten. Das ist die Aufgabe der Stations- oder Abteilungsleitung. Hier braucht der Reinigungsdienst Unterstützung. Wenn nichts geschieht, ist der Reinigungsdienst z. B. zur Fußbodenlagerung gezwungen.

Tipp

Täglich trifft sich das Personal von Stationen und Abteilungen bei der Übergabe. Wenn hygienerelevante Themen, die den Reinigungsdienst betreffen, zu besprechen sind, sollte das Reinigungspersonal, das in diesem Bereich arbeitet, regelmäßig befragt werden, ob relevante Themen, den Reinigungsdienst betreffend, aktuell sind und entsprechend eingeladen werden.

Manchmal wird die Objektleitung zu dieser Stationsbesprechung dazu gebeten. Das kann Vor- und Nachteile mit sich bringen.

- **Besprechung auf Station nur mit Objektleiter**

Vorteil Direkter Vorgesetzter im Reinigungsdienst ist informiert. Hier muss sich die Objektleitung für sein Reinigungsteam einsetzen.

Nachteil Eine evtl. einseitige Betrachtungsweise, da der Objektleiter normalerweise nicht direkt im Reinigungs- und Desinfektionsalltag mitarbeitet die Objektleitung kennt auch nicht den genauen Vorfall, z. B. einer Patientenbeschwerde. Den kennt nur die betroffene Reinigungskraft, die auch gute Ideen zur Abhilfe haben kann, aber nicht vor Ort ist, um diese vorzutragen. Bei Besprechungen müssen Reinigungskräfte immer anwesend sein.

3.7 Die Hygienefachkraft als Vermittler – in Zusammenarbeit mit der Link-Nurse

- **Kleines Beschwerdemanagement**

Immer wieder kommt es vor, dass der Pflegedienst sich über den Reinigungsdienst beschwert. Nicht beim Reinigungsdienst direkt. Die Begründung: »Das habe ich schon oft gemacht, da passiert doch nichts«.

Das ist natürlich eine Aussage, die zu hinterfragen wäre, ob diese Patientenbeschwerde in welcher Form an wen weitergegeben wurde und ob es eine Rückmeldung gab. Wenn dem aber so ist, wäre das ein grober Fehler der Reinigungsdienste. Patienten, die ja bekanntlich Zeit zum Beobachten haben, beschweren sich beim Pflegepersonal über die »unsaubere« Arbeitsweise des Reinigungsdienstes. Hier handelt es sich jedoch häufig um eine subjektive Betrachtungsweise, aus dem privaten häuslichen Bereich auf das zeitgetaktete, professionelle Arbeiten eines Reinigungsdienstes in einer medizinischen Einrichtung projiziert.

Auf diese Weise kann aber auch ein negatives Image nach außen getragen werden. Wenn dann der Pflegedienst und Reinigungsdienst übereinander und nicht miteinander reden, entstehen die sog. »atmosphärischen Störungen« unterschiedlicher Berufsgruppen (■ Abb. 3.2).

Es ist ratsam, im Vorfeld sog. Gesprächszirkel einzurichten, bei denen jeder offen zu Themen Stellung nehmen kann. die Objektleitung hat Mängel anzusprechen, z. B. fehlende oder unzureichende Umkleideräume. Hier sollte sie

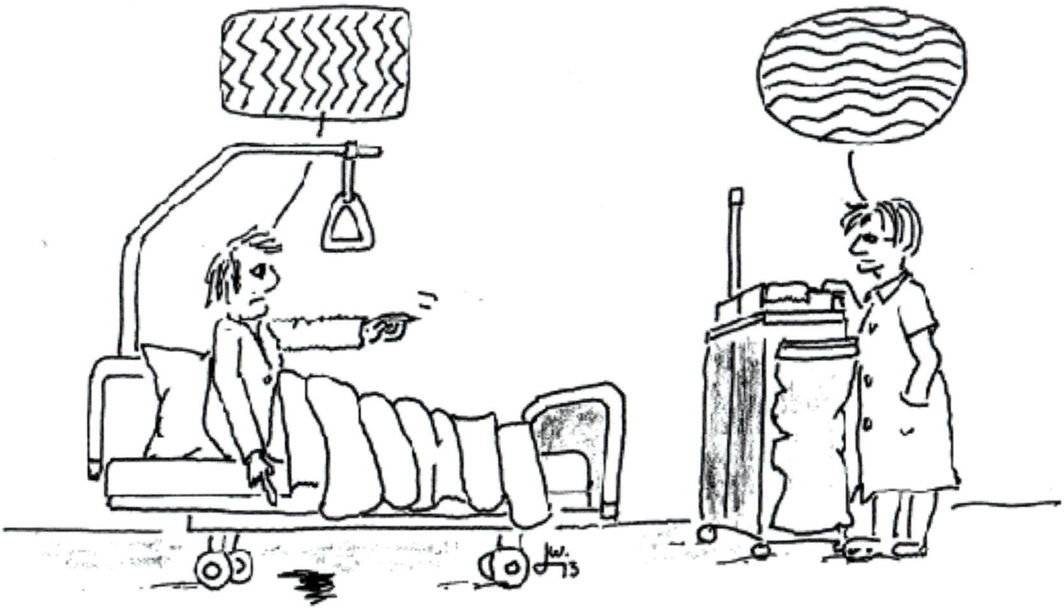

Abb. 3.2 Unterschiedliche Sprachen – Patient, Reinigung

höflich, diplomatisch hartnäckig bleiben. Kleine Lagerräume mit fehlender oder defekter Lüftung. Es muss geklärt sein, welche Wünsche und Mängel der Reinigungsdienst zeitsparend direkt an die Technik (natürlich nachrichtlich an die Stations-/Abteilungsleitung) weitergeben kann und bei welchen Mängeln der offizielle Dienstweg eingehalten werden muss. In diesem Zirkel können auch vorausschauend potenzielle Patientenbeschwerden besprochen und Strategien festgelegt werden, wie damit umgegangen wird. Wenn Beschwerden berechtigt waren, kann in diesem Zirkel besprochen werden, was in Zukunft verbessert werden kann.

Das gesamte Procedere einer Beschwerde ist natürlich zu dokumentieren. Der Patient sollte nie die Einrichtung mit dem Eindruck verlassen, in einem schmutzigen Krankenhaus gelegen zu haben. Häufig ist von Patienten auch zu hören, wenn das Krankenhaus es nicht schafft, sauber zu sein, wie ist dann erst die Behandlung. Das kann für das Krankenhaus oder die Pflegeeinrichtung imageschädigend sein (Abb. 3.3).

Die Objektleitung kann nicht davon ausgehen, dass z. B. der Stationsleitung die für den Reinigungsdienst relevanten Regeln über die Lagerung von Chemikalien bekannt sind. Es kann nicht vorausgesetzt werden, dass dem Techniker oder Hausmeister bekannt ist, dass z. B. Wandregale zur Chemikalienlagerung nicht über Kopfhöhe angebracht werden dürfen und der Raum gut belüftet sein muss. Häufig reicht es nicht zu sagen, in diesem Raum fehlen Wandregale. Auch bei so einfachen Dingen ist ein gemeinsamer Lokaltermin zu vereinbaren. Es muss vor Ort genau festgelegt werden, wo welches Regal, in welcher Größe angebracht werden soll bzw. kann.

Der Einsatz von sog. »Link-Nurses« empfiehlt die KRINKO und beschreibt sie als Hygienebeauftragte in der Pflege. Sie ist als Bindeglied zwischen Hygienefachkraft und Stations- oder Bereichspersonal tätig. Link-Nurses sind Teil des Pflegeteams, arbeiten auf Station, in Abteilungen mit und sind täglich vor Ort. Sie erleben hygienerelevante Situationen (auch Beschwerden)

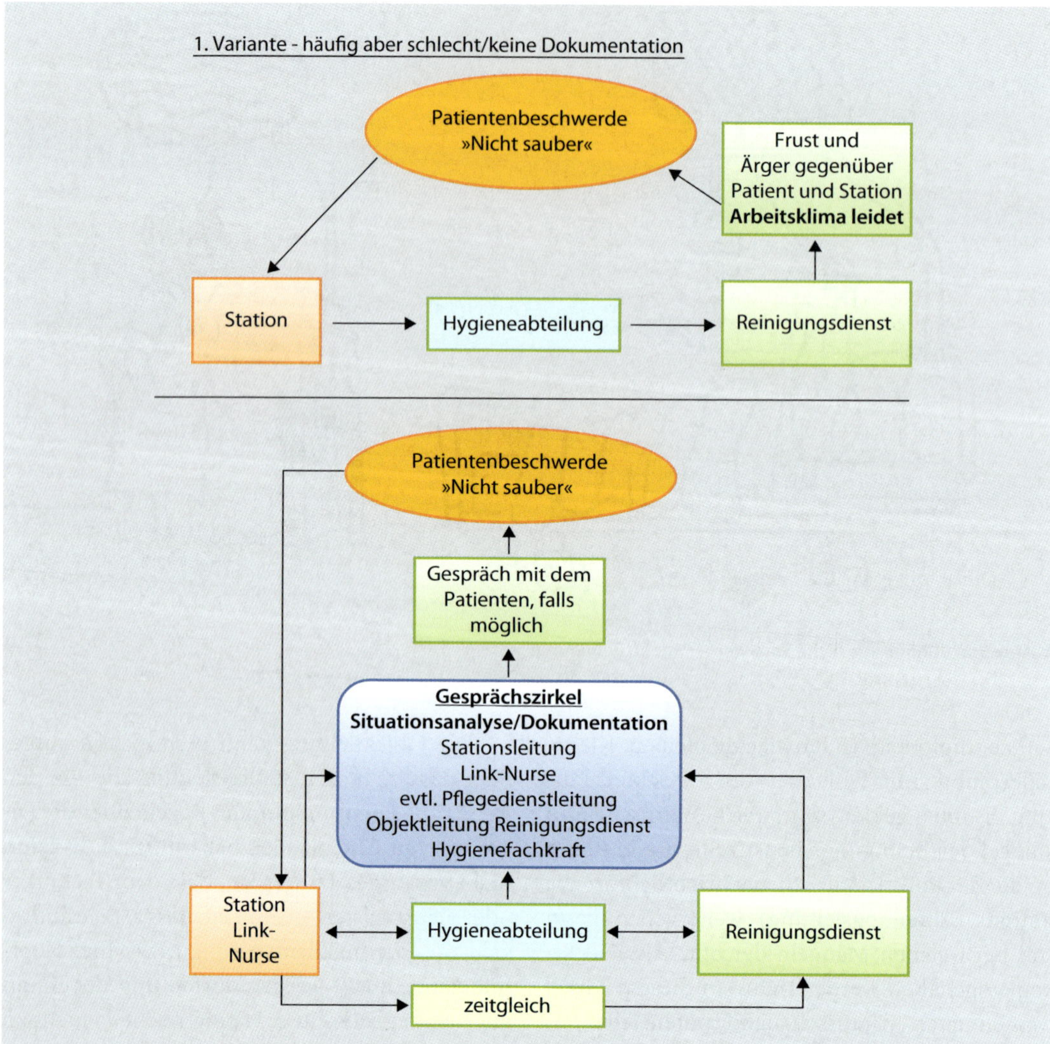

Abb. 3.3 Kleines Beschwerdemanagement

hautnah mit, auch im Verantwortungsbereich der Reinigungsdienste. Sie sind wichtige Multiplikatoren der Umsetzung von Regelungen und Verfahrensanweisungen zur Verhütung nosokomialer Infektionen in einem Krankenhaus (Bundesgesundheitsblatt 2009).

Tipp

Ein Team »Beschwerdemanagement«, das sich aus Stations-/Abteilungsleitung, Hygienefachkraft und Link-Nurse zusammensetzt, kann in Zusammenarbeit mit dem Reinigungsdienst für alle Beteiligten zur Patientenzufriedenheit beitragen und schützt so die medizinische Einrichtung vor schlechtem Image durch unzufriedene Patienten.

Literatur

Gesetzliche Krankenversicherungen – viertes Kapitel, Beziehungen der Krankenkassen zu den Leistungserbringern § 69–140h, neunter Abschnitt, Sicherung der Qualität der Leistungserbringung § 135–139c; Fünftes Buch der Sozialgesetzgebung. Gesetzesstand 02. Januar 2013

KRINKO, Personelle und organisatorische Voraussetzungen zur Prävention nosokomialer Infektionen. Bundesgesundheitsblatt 2009

Otto-Karg IM, Drubel I, Lesny M (2011) Hygienemanagement in Arztpraxen – Ergebnis einer Ist-Analyse. Krankenhaushygiene up2date 6/2011, Ökonomie und Recht. Thieme, Stuttgart

Qualitätsmanagementsysteme und Dokumentation

Qualitätsmanagement(QM)-Systeme sind Instrumente, mit denen sich Unternehmensprozesse verständlich, nachvollziehbar veranschaulichen lassen. Arbeitsabläufe können festgelegt, kontrolliert und verbessert werden. Die Dokumentation ist einer der wichtigsten Bestandteile des QM. In Dienstleistungsunternehmen und in der Industrie sind QM-Systeme seit Jahrzehnten Standard; inzwischen auch seit vielen Jahren im Gesundheitssektor in allen medizinischen Einrichtungen.

Seit den 1990er Jahren lassen sich zunehmend Reinigungsunternehmen nach DIN EN ISO 9001 (Qualitätsmanagement) zertifizieren.

- DIN Deutsches Institut für Normung e.V.
- EN Europäische Norm
- ISO International Organization for Standardization

Diese freiwillige Zertifizierung zählt zu einer der meist akzeptierten Normen im QM europa- und weltweit. Hierdurch kann die Qualität des Reinigungsunternehmens objektiv und anhand einheitlicher Kriterien gemessen und vergleichbar gemacht werden. Die DIN EN ISO 9001 legt die Mindestanforderungen an ein QM-System fest (EN 15224, 2012).

Das QM-System, nach dem viele Dienstleister arbeiten, beinhaltet acht Grundsätze. Unter hygienischen und infektionspräventiven Gesichtspunkten kommen bestimmte Punkte in Betracht (▣ Tab. 4.1).

Seit Januar 2013 ist die Europäische Norm EN 15224:2012 »Dienstleistungen in der Gesundheitsversorgung – Qualitätsmanagementsysteme« vom Dezember 2012 zu berücksichtigen:

» Die vorliegende Europäische Norm versteht sich gegenüber dem Vorgänger nicht mehr nur als Leitfaden für den Gesundheitssektor zur Interpretation der Norm EN ISO 9001 bei der Einrichtung eines Qualitätsmanagementsystems, sondern als eigenständige Norm, die als Grundlage einer Zertifizierung im Gesundheitswesen angewendet werden kann. «

Die Europäische Norm wird unterstrichen durch die Forderung im Sozialgesetzbuch V.:

» Die gesetzliche Verpflichtung zum Qualitätsmanagement besteht nach Sozialgesetzbuch V(SGB) §§ 135a und § 137. Verantwortlich sind die Träger bzw. die Leiter der medizinischen Einrichtungen. (Gesetzliche Krankenversicherungen, 2013) «

Fallbeispiel Für die Überprüfung eines Reinigungsdienstes in einem Krankenhaus wurde ich vom Bereichsleiter am Empfang abgeholt und zu seinem Büro begleitet. Auf dem etwa fünfminütigen Weg dahin zeigte er mir stolz mehrere Checklisten, mit denen das Reinigungspersonal permanent überprüft wird. Im Büro angekommen bat ich ihn, mir die Unterlagen und die Dokumentation zu zeigen, die eine Reinigungskraft zu Beginn ihrer Tätigkeit ausgehändigt bekommt.

Erwartet hatte ich hygienerelevante Unterlagen, die der Reinigungskraft zur Orientierung dienen:

- Arbeitsanweisungen über die Reihenfolge der Reinigung und Desinfektion eines Patientenzimmers
- Informationen über die Benutzung der Schutzkleidung, die in einem »Isolierzimmer« zu tragen ist
- Verhalten bei z. B. Nadelstichverletzungen

Ich erfuhr, dass die Reinigungskräfte keine Unterlagen bekommen, da diese, der Erfahrung des Bereichsleiters nach, ohnehin nach wenigen Tagen im Papierkorb zu finden seien.

Reinigungsdienste müssen ebenso wie andere Dienstleister in Krankenhäusern und Pflegeheimen ein QM-System erstellen (Lutz, 2010).

Tab. 4.1 Grundsätze des Qualitätsmanagements

Die acht Grundsätze	Bezug auf hygienebewusstes Arbeiten des Reinigungsdienstes
1. Kundenorientierung	Orientierung am Hygieneplan der medizinischen Einrichtung
2. Führung	Umsetzung des State of the Art der Infektionsprophylaxe durch die Objektleitung und unter Aufsicht der Hygienefachkraft
3. Einbeziehung der beteiligten Personen	Regelmäßige Besprechungen mit den Leitungen der Stationen und Abteilungen. Einbeziehung von Hygienefachkraft und Link-Nurse
4. Prozessorientierter Ansatz	Arbeitsabläufe infektionspräventiv gestalten, z. B. Workflow im Patientenzimmer verbessern
5. Systemorientierter Ansatz (Erkennen und Verstehen von Wechselbeziehungen der Prozesse)	Lernen aus den Beschwerden von Patienten und Pflegepersonal. Unmittelbares Umsetzen des Beschwerdemanagements vor Ort
6. Ständige Verbesserung	Regelmäßige Besprechungen. Schulungen durch die Hygienefachkraft
7. Sachbezogener Ansatz zur Entscheidungsfindung (Analyse von Daten)	Wie unter Nr. 5 erwähnt, lernen aus Beschwerden, Entscheidungen treffen für Prozessänderungen
8. Lieferantenbeziehungen zum gegenseitigen Nutzen	Entfällt

4.1 Einweisung des Reinigungspersonals

Das Hygienemanagement ist fester Bestandteil der Qualitätssicherung und des QM. Aus diesem Grunde sollte eine enge Zusammenarbeit zwischen dem Hygienemanagement und dem Reinigungsunternehmen/Reinigungspersonal bestehen.

Die Qualitätssicherung und Dokumentation sollten bereits im Vorstellungsgespräch, vor der Einstellung von neuen Mitarbeitern beginnen. Der potenzielle Mitarbeiter muss im Vorstellungsgespräch auch über die Gefahren bei der Tätigkeit in medizinischen Einrichtungen informiert werden. Er muss wissen, dass er mit biologischen Arbeitsstoffen in Berührung kommen kann bzw. kommt, dass es entsprechende Schutzmaßnahmen zu beachten gilt und dass aus infektiologischen Gründen bestimmte Prozesse streng eingehalten werden müssen.

Fallbeispiel In einem Krankenhaus bat ich die Objektleitung eines externen Reinigungsunternehmens mir die Unterlagen/Handouts von Schulungen/Arbeitsanweisungen u. a. zu zeigen, die ein neuer Mitarbeiter erhält, damit er das Gespräch inhaltlich nachvollziehen, evtl. noch fehlende Unterlagen (z. B. Impfnachweis) nachreichen und sich generell informieren kann. Ich erhielt ein einziges DIN A4-Blatt (Tab. 4.2).

Die Punkte auf dem Blatt (Tab. 4.2) werden mit dem neuen Mitarbeiter lediglich besprochen. Weitere schriftliche Informationen werden nicht ausgehändigt. Der Aspekt Krankenhaushygiene ist nicht erwähnt. Der Objektleitung waren TRBA 250, TRBA 500, TRGS 525 nicht bekannt.

Tab. 4.2 Informationsblatt für neue Mitarbeiter (Negativbeispiel)

Neueinstellungen Unterweisungen von Reinigungskräften	
Mitarbeiter:	
Folgende Unterweisungen habe ich vor Arbeitsbeginn erhalten:	
☐	Arbeitsplatz – Einarbeitung
☐	Reinigung – Einweisung in die Arbeitstechnik
☐	Arbeiten mit Handschuhen und Eincremen der Hände
☐	Tarifliche Aspekte: Vorschriften und Arbeitsvertrag
☐	Firmenorganigramm und Vorgesetzte
☐	Vorschriften bei Lebensmittel und Putzkammer
☐	Arbeitskleidung
☐	Beachtung des Umweltschutzes
☐	Beachtung der Gefahrenstoffverordnung
Datum, Unterschrift (neue Reinigungskraft)	

In Tab. 4.3 sind die Punkte des Blattes, welches der neue Mitarbeiter ausgehändigt bekommt (Tab. 4.2), zusammengefasst sowie die Mindestanforderung dessen, was der Mitarbeiter hätte an Unterlagen erhalten müssen.

Dieses Fallbeispiel macht deutlich, dass Sie als Hygienefachkraft das externe Reinigungsunternehmen u. U. von Anfang an begleiten und führen müssen.

Anregungen und Beispiele, worauf bei einem Reinigungsdienst geachtet werden muss, finden Sie in ▶ Kap. 6.

Die KRINKO-Empfehlung sagt, dass hygienische Kontrollen von Desinfektions- und Reinigungsverfahren sowie von Abläufen zur Aufbereitung von Reinigungsutensilien Teil der Qualitätssicherung sind. Indikation sowie Häufigkeit und Umfang der Kontrollen werden vom Krankenhaushygieniker in Abstimmung mit der Hygienekommission festgelegt. Dies hat die RKI-Lichtlinie gemäß der Anlage 5.6 bereits 1993 festgelegt (Bundesgesundheitsblatt 2004).

Beim QM eines Reinigungsunternehmens ist das Hygienemanagement der medizinischen Einrichtungen zu berücksichtigen, in dem das Reinigungsunternehmen tätig ist. Die Reinigungs- und Desinfektionspläne sowie Prozesse unterschiedlicher Arbeitsabläufe, Verfahrensanweisungen und Notfallmaßnahmen werden durch die Dokumentation gesichert und geleitet.

Für ein erfolgreiches Qualitäts- und Hygienemanagement wird eine enge Zusammenarbeit mit der Abteilung Klinikhygiene bzw. mit hygienebeauftragten Personen und dem Reinigungspersonal/Objektleiter empfohlen. Verlangen Sie als Hygieneverantwortlicher, dass sich der Reinigungsdienst mit der Umsetzung des aktuellen Hygieneplanes vertraut macht.

Nach § 12 der Länderhygieneverordnung vom 20.07.2012 (Verordnung des Sozialministeriums über die Hygiene und Infektionsprävention in medizinischen Einrichtungen – MedHygVO) sind Schulungen bezüglich des Hygieneplans durchzuführen:

1. Bei Neueinstellung von Mitarbeitern – Vorstellung des Hygieneplanes
2. Bei Änderungen des Hygieneplans – welche Änderungen wurden vorgenommen

Diese Schulungen sind, der Klientel angepasst, auch für den Reinigungsdienst durchzuführen.

Der Mitarbeiter muss die Teilnahme an der Schulung mit Unterschrift dokumentieren. Bei gehäuft auftretenden infektiösen Erkrankungen, z. B. Norovirusausbruch, sollte das Hygieneteam der Einrichtung zusätzlich den Reinigungsdienst kurzfristig schulen (Wissensauffrischung), um zu sensibilisieren und eine weitere Verbreitung zu verhindern. Auch hier sollte die Teilnahme an der Schulung dokumentiert werden.

■ **Tab. 4.3** Gesprächspunkte, die bei einem seriösen Reinigungsdienst hätten besprochen werden müssen

Liste der Besprechungspunkte mit neuem Mitarbeiter – kein Aushändigen von Unterlagen siehe ■ Tab. 4.2	Mindestanforderung an Information/Material für neue Mitarbeiter
Arbeitsplatz – Einarbeitung	Beschreibung der Arbeitsabläufe im Patientenzimmer und Patientenbadezimmer mit Bildmaterial
Einarbeitung in die Reinigung/Arbeitstechnik	Nicht nur Reinigung – Was ist mit Desinfektion? Herstellen einer korrekten Desinfektionsmittelkonzentration
Arbeiten mit Handschuhe und Eincremen der Hände	Information, warum für jedes Zimmer ein Paar frische Handschuhe wichtig ist
Tarifliche Aspekte: Vorschriften und Arbeitsvertrag	Firmeninterna
Firmenorganigramm und Vorgesetzte	Firmeninterna
Vorschriften bei Lebensmittel und Putzkammer	Gemeint ist sicher, dass keine Speisen und Getränke auf dem Reinigungswagen sein dürfen. Mit Putzkammer ist evtl. der Bereich der Aufbereitung gemeint
Arbeitskleidung	Keine Privatkleidung, z. B. Jeans und Sandalen o. Ä.
Beachtung des Umweltschutzes	Genaue Dosierung von Desinfektionsmitteln Kein Desinfektionsmittel in Sprayform
Beachtung der Gefahrenstoffverordnung	Abfallbeseitigung in unterschiedlichen Bereichen. Umgang mit CMR-Stoffen Zytostatika auf onkologischen Stationen
	Umgang mit Schutzkleidung (PSA) bei »Isolierzimmern«. Schlussdesinfektion
	Arbeiten in Patientenzimmern mit immunsupprimierten Patienten
	OP- und Funktionsbereiche
	Patientenbettenaufbereitung
	Verhalten bei Stichverletzungen

4.2 Auswahl der Flächendesinfektionsmittel

Bei der Erstellung von Reinigungs- und Desinfektionsplänen orientiert sich die Wahl der Desinfektionsmittel in erster Linie an den Keimen, die es zu reduzieren gilt, bzw. am Infektionsrisiko. Selbstverständlich ist auch auf die Kompatibilität des Reinigungs- oder Desinfektionsmittels mit dem Material der zu bearbeiteten Oberfläche zu beachten. Bei der Wahl der Desinfektionsmittel ist die vom RKI empfohlene Liste der VAH (Verbund für angewandte Hygiene) zu Rate zu ziehen.

4.3 Hygienepläne und Dokumentation

Sie als Hygienefachkraft in Krankenhäuser und Pflegeheimen sollten die Reinigungsunternehmen kontinuierlich begleiten. Änderungen und Anpassungen im Hygieneplan sollten zeitnah in das QM der externen Reinigungsunternehmen und internen Reinigungsdienste eingepflegt werden. Hierbei kann die Hygienefachkraft bei regelmäßigen Treffen Hilfestellung leisten.

Reinigungs- und Desinfektionspläne können als Orientierungshilfe laminiert am oder im

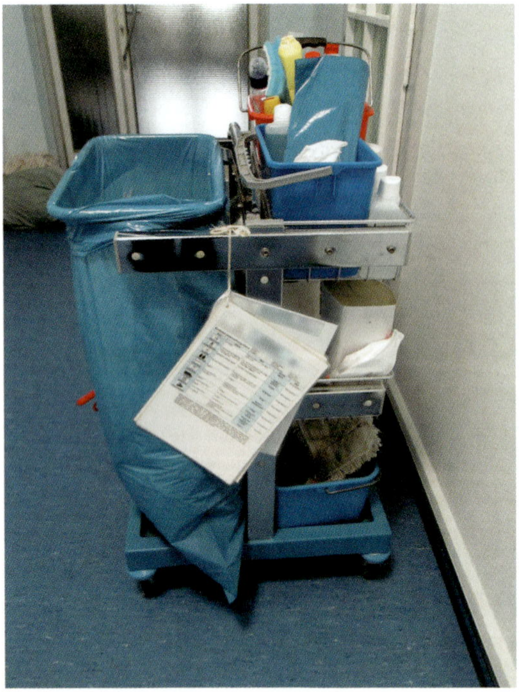

■ **Abb. 4.1** Reinigungs- und Desinfektionspläne am Reinigungswagen

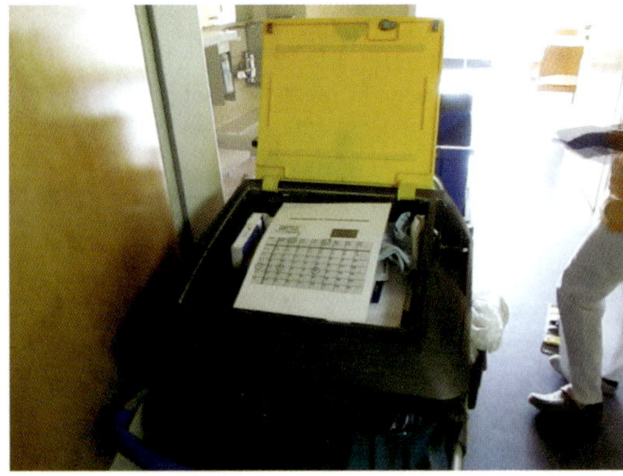

■ **Abb. 4.2** Reinigungs- und Desinfektionspläne im Reinigungswagen

Reinigungswagen platziert werden (■ Abb. 4.1, ■ Abb. 4.2).

Eine umfassende Dokumentation, die ein infektionspräventives Arbeiten für das Reinigungspersonal gewährleistet, sollte aus hygienischer Sicht die in ■ Tab. 4.4 gelisteten Punkte umfassen.

Die KRINKO-Empfehlung fasst zusammen:

» Anforderungen an die Hygiene bei der Reinigung und Desinfektion von Flächen betreffend, kann quasi als Basis für eine entsprechende Qualitätssicherung bei der Tätigkeit eines Reinigungsdienstes verwendet werden. Es wird auf die Risikobewertung in den unterschiedlichen Krankenhausbereichen hingewiesen. (Bundesgesundheitsblatt 2004) «

Eine umfassende Dokumentation zeichnet einen professionellen Reinigungsdienst aus. Sie gibt sowohl Mitarbeitern als auch dem Auftraggeber und Hygieneverantwortlichen einer Einrichtung Sicherheit, insbesondere bei der Überprüfung von Übertragungswegen von aufgetretenen Infektionskrankheiten. So ist zu empfehlen, schon bei der Auswahl eines Reinigungsdienstleisters auch nach seinem QM-System zu fragen.

Tipp

Das hygienische und infektionspräventive Arbeiten von Reinigungsdiensten sowie von Abläufen und Verfahren der Aufbereitung von Reinigungsutensilien sollten Teil der Qualitätssicherung sein und kontinuierlich von der Hygienefachkraft begleitet werden.

Tab. 4.4 Qualitätssicherung

Qualitätssicherung durch Dokumentation	Aufbewahrung und praktisches Platzieren der Dokumentation
Arbeitsabläufe für Patientenzimmer, mit unterschiedlicher Bettenzahl. Auch für immunsupprimierte Patienten und Patienten in Isolierzimmern	In den Unterlagen der Mitarbeiter ggf. laminiert am Reinigungswagen, bei noch neuen Mitarbeitern
Meldeweg infektiöser Erkrankungen von Patienten, d. h. Isolierzimmer an die Abteilung Reinigungsdienst (mit dem Pflegedienst erarbeitet)	In den Unterlagen der Mitarbeiter ggf. laminiert am Reinigungswagen, bei noch neuen Mitarbeitern
Arbeitsabläufe in diagnostischen Abteilungen (EKG, Endoskopie etc.)	In den Unterlagen der Mitarbeiter ggf. laminiert am Reinigungswagen, bei noch neuen Mitarbeitern
Arbeitsabläufe im OP, onkologische Station, Zytostatikakontaminationen, Ambulanz u. a.	In den Unterlagen der Mitarbeiter ggf. laminiert am Reinigungswagen, bei noch neuen Mitarbeitern
Mit der Hygieneabteilung genau festgelegte, gesonderte Desinfektionspläne für den Reinigungsdienst	In den Unterlagen der Mitarbeiter ggf. laminiert am Reinigungswagen, bei noch neuen Mitarbeitern
Arbeitsabläufe zur Aufbereitung von Bezügen/Reinigungstüchern (Beladen der Waschmaschine)	Laminiert im »Waschraum«
Durchführung mikrobiologischer Untersuchungen der Waschmaschine	Laminiert im »Waschraum«
Maßnahmen im Personalschutz – Maßnahmen bei Stichverletzungen	In den Unterlagen der Mitarbeiter ggf. laminiert am Reinigungswagen, bei noch neuen Mitarbeitern
Informationen und Maßnahmen zum Thema Impfschutz vor Aufnahme der Tätigkeit	In den Unterlagen der Mitarbeiter ggf. laminiert am Reinigungswagen, bei noch neuen Mitarbeitern
Schulungs- und Einweisungsunterlagen (Handout) für Mitarbeiter vor Ort, in jeweiligen Sprachen, vor allem für bestimmte sensible Bereiche wie z. B. OP, Zytostatikakontaminationen	In den Unterlagen der Mitarbeiter ggf. laminiert am Reinigungswagen, bei noch neuen Mitarbeitern
Schulungen mit Handout, Einweisungen vor Aufnahme der Tätigkeit. Nicht nur Einweisungen in das Arbeitsgerät, sondern auch detailliert in infektionspräventivem Arbeiten	In den Unterlagen der Mitarbeiter ggf. laminiert am Reinigungswagen, bei noch neuen Mitarbeitern
Einheitliche Ausstattung der Reinigungswagen. So können sich z. B. an den Reinigungswagen laminierte Merkblätter zur schnellen Einsicht befinden, praktisch für noch nicht so versierte Aushilfen	In den Unterlagen der Mitarbeiter ggf. laminiert am Reinigungswagen, bei noch neuen Mitarbeitern
Pläne zur Personalnotorganisation, z. B. Reinigungskraft und Objektleiter erkrankt	In den Unterlagen der Mitarbeiter ggf. laminiert am Reinigungswagen
Festgelegte Prozedere (auch Beschwerdemanagement), zum Erfahrungsaustausch mit den Abteilungen	In den Unterlagen der Mitarbeiter ggf. laminiert am Reinigungswagen

Literatur

Dienstleistungen in der Gesundheitsversorgung – Qualitätsmanagementsysteme – Anforderungen nach EN ISO 9001: 2008; deutsche Fassung EN 15224: Dezember 2012

Gesetzliche Krankenversicherungen – viertes Kapitel, Beziehungen der Krankenkassen zu den Leistungserbringern § 69–140h, neunter Abschnitt, Sicherung der Qualität der Leistungserbringung § 135–139c; Fünftes Buch der Sozialgesetzgebung. Gesetzesstand 02.01.2013

KRINKO: Anforderung an die Hygiene bei der Reinigung und Desinfektion von Flächen. Bundesgesundheitsblatt 2004

Lutz M (2010) 7.16 Qualitätsmanagement Reinigungs- und Hygienetechnik, Band 3, 29. Erg.-Lfg. 02/10. ecomed Sicherheit, Heidelberg

Tätigkeit und Arbeitsgeräte des Reinigungsdienstes

5.1 Arbeitsschutzkleidung

5.1.1 Arbeitsschutz und Image

Ein sauberes, einheitliches Erscheinungsbild in der Berufskleidung mit rutschfesten Schuhen ist als selbstverständlich vorauszusetzen. Gedankenlosigkeit, z. B. den Bezughalter in der Bezugpresse zu transportieren, wird von den Patienten wahrgenommen und ist nicht gut für das Image von Krankenhaus und Pflegeeinrichtung (▫ Abb. 5.1). Die Bezughalter sind in Halterungen am Wagen zu platzieren (▫ Abb. 5.2).

Zum korrekten Erscheinungsbild gehört auch, dass das Reinigungspersonal keinen Arm- und Fingerschmuck trägt und eine Händedesinfektion durchführt, z. B. vor Verlassen des Patientenzimmers. Die Tätigkeit der Reinigungsdienste in einem Krankenhaus unterliegt ebenso wie für andere Berufsgruppen, die eine hygienische Händedesinfektion durchführen müssen, der TRBA 250 4.1.2.6:

» Bei Tätigkeiten, die eine hygienische Händedesinfektion erforderlich machen, dürfen an Händen und Unterarmen keine Schmuckstücke, Uhren und Eheringe getragen werden. Derartige Gegenstände können die Wirksamkeit der Händedesinfektion vermindern. «

Was Nagelkosmetik, d. h. Nagellack- und Gel sowie künstliche Fingernägel, betrifft, haben sich das Reinigungsunternehmen extern sowie der interne Reinigungsdienst am Hygieneplan des Krankenhauses oder Pflegeheimes zu orientieren. In vielen medizinischen Einrichtungen ist die Nagelkosmetik untersagt (KRINKO, 2007; CDC, 2002).

5.2 Personalschutz (Stichverletzungen)

Eine Studie der Universitätsklinik Freiburg zeigte, dass der Reinigungsdienst bei Nadelstichverletzungen an 5. Stelle lag (▫ Abb. 5.3)!

- Laut TRBA 250; 8. Zusammenarbeit von Arbeitgebern und Beschäftigten von Fremdfirmen, müssen bei der Sicherheit und den Gesundheitsschutzbestimmungen zusammenarbeiten.
- Laut TRBA 250; 9.4 (Impfangebote), und BioStoffV § 15 muss der Arbeitgeber Schutzimpfungen anbieten und ermöglichen.

5.2.1 Untersuchungen gemäß Arbeitsmedizinische Vorsorge (ArbMedVV)

- Laut § 2 (3) sind Pflichtuntersuchungen besonders bei gefährdeten Tätigkeiten zu veranlassen. Nach § 4 (1) ist der Arbeitgeber für die Erstuntersuchung sowie für Nachsorgeuntersuchungen in regelmäßigen Abständen verantwortlich.
- Laut § 5 muss der Arbeitgeber dem Mitarbeiter auch Angebotsuntersuchungen anbieten. Das Ausschlagen des Angebotes entbindet den Arbeitsgeber nicht von der Verpflichtung, die Untersuchung weiterhin regelmäßig anzubieten (ArbMedVV 12/2008).

Nicht selten erleiden Reinigungskräfte Kanülenstichverletzungen beim Abtransport von Abfallsäcken, in denen Kanülenabwurfboxen entsorgt wurden. Diese sind z. T. überfüllt oder/und nicht korrekt verschlossen. Es ist nicht Aufgabe des Reinigungsdienstes, die Kanülenabwurfboxen korrekt zu verschließen oder offene zu entsorgen.

In Krankenhäusern und Pflegeheimen fallen große Mengen Müll an. Die Säcke sind entsprechend schwer und die Reinigungskräfte ziehen

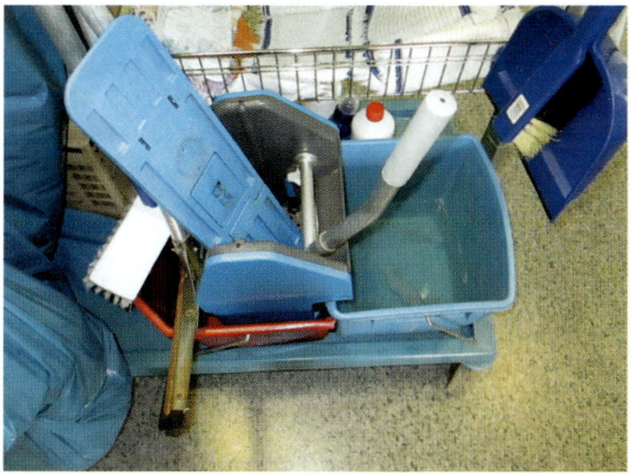

Abb. 5.1 Bezughalter, Wasseraufnehmer und Schrubber - Transport in der Bezugpresse Transport von Reinigungsutensilien

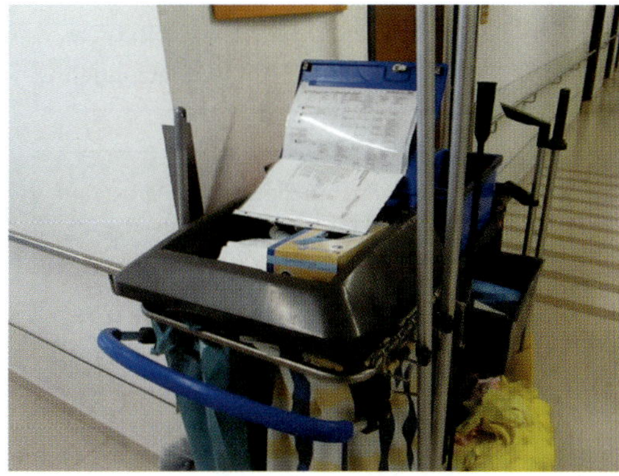

Abb. 5.2 Bezughalter sind in Halterungen am Wagen fixiert – korrekt

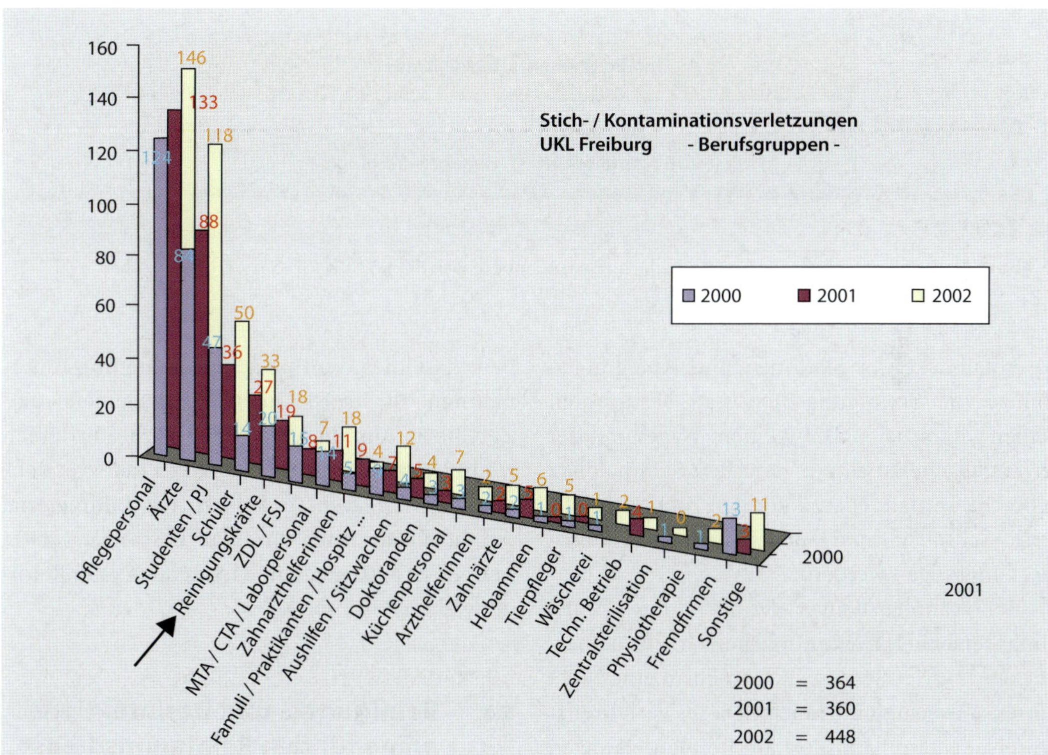

Abb. 5.3 Stich- und Kontaminationsverletzungen. Bildrechte liegen bei Dr. Pietsch, UKL Freiburg

nicht selten die Abfallsäcke hinter sich her über den Fußboden. Zum Teil auch treppab. Hierbei können sich überfüllte und nicht korrekt geschlossene Kanülenabwurfbehälter öffnen. Infusionsflaschen aus Glas zerbrechen. Um die Abfallsäcke in den Container zu wuchten, werden oft beide Hände benutzt und der Abfallsack kommt in gefährliche Nähe des Körpers.

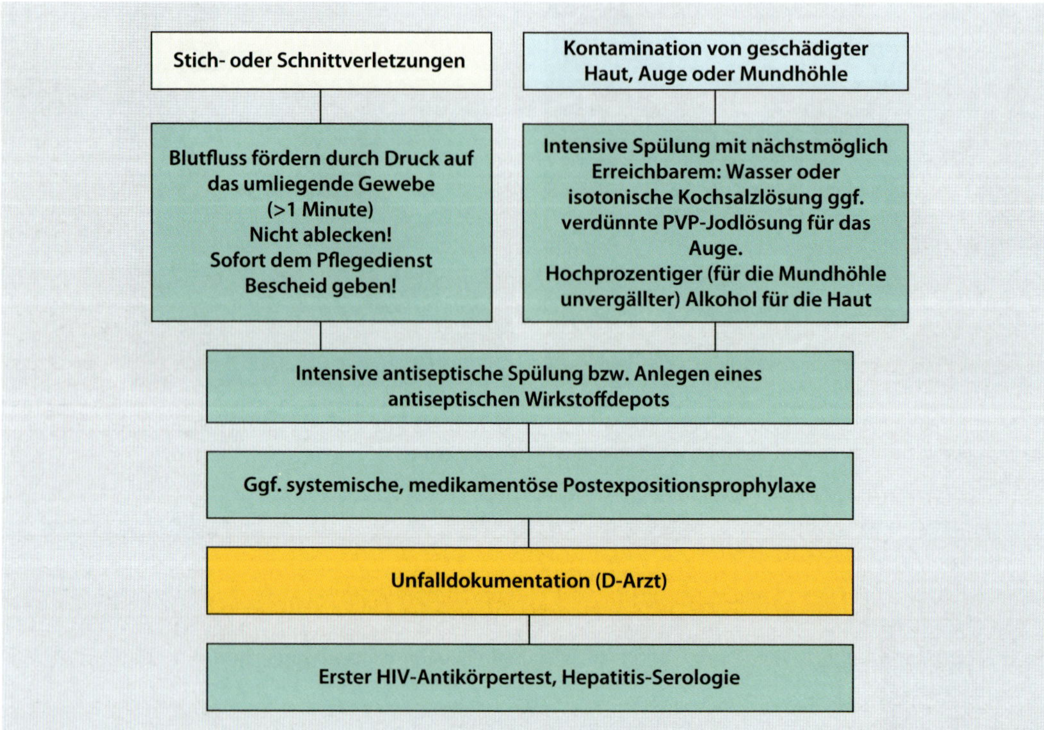

Abb. 5.4 Verfahrensanweisung bei Stichverletzungen. Adaptiert nach RKI 12/2004

Abfallsäcke der Stationen und Abteilungen sollten vom Reinigungsdienst an bestimmten Stellen gesammelt und mit einem Wagen mit tiefer Ladefläche zu einem zentralen Sammelplatz gebracht werden. Hierzu können robuste, stichfeste »Schnittschutz-Handschuhe« aus Aramidfaser angezogen werden.

Bei Kanülenstichverletzungen des Reinigungspersonals ist eine einfache, schnell zu überblickende Orientierungshilfe in Form einer Verfahrensanweisung hilfreich. Diese Verfahrensanweisung kann laminiert am Reinigungswagen platziert werden. Im Verletzungsfall, wenn der Mitarbeiter Angst hat bzw. situationsbedingt zu panischen Reaktionen neigt, gibt die Anweisung Sicherheit und es wird kein Schritt der Tabellenreihenfolge vergessen (Abb. 5.4).

Im Folgenden werden Situationen gezeigt und beschrieben, die es schwer machen zu glauben, dass dies die Praxis von Reinigungsunternehmen ist, trotz Qualitätsmanagement und Zertifikat. Aus diesem Grund wird zum einen zahlreiches Bildmaterial aus der Praxis verwendet. Zum anderen sind durch das Bildmaterial Arbeitsabläufe und Produkte besser zu verstehen. Es ist festzuhalten, dass es auch gute Reinigungsdienste gibt.

5.3 Reinigungs- und Desinfektionspläne für den Reinigungsdienst

Krankenhäuser müssen im Hygieneplan u. a. festlegen, wann, wo und wie in der Einrichtung gereinigt und wischdesinfiziert wird. Bei der Erstellung von Hygieneplänen sind die Vorschriften der Arbeitsschutzregelungen zu berücksichtigen.

Desinfektionsmittelhersteller bieten als Serviceleistung die Erstellung von Desinfektionsplänen an. Krankenhäuser nehmen diese Serviceleistung gerne an, da die Desinfektionsmittel ohnehin von diesem Hersteller bezogen werden. Dies ist bequem für die Krankenhäuser und gut für den Umsatz des Desinfektionsmittelherstellers. Die Desinfektionspläne zeigen in der Regel, dass immer alles desinfiziert wird. Aus der Sicht des Desinfektionsmittelherstellers ist dieses Vorgehen legitim. Aus der Sicht der Krankenhäuser kann dieses Vorgehen kostspielig sein.

Desinfektionspläne müssen von der Hygienefachkraft, Reinigungspläne können vom Reinigungsdienst erstellt werden. Sie sind aber zwingend von der Hygienefachkraft zu prüfen. Hier ist ebenso wie bei der Desinfektion die Reihenfolge der Reinigung wichtig.

Wenn Reinigungs- und Desinfektionsplan separat erstellt werden, ist dies entsprechend im Kopf der Pläne als nur Reinigungs- oder nur Desinfektionsplan klar zu vermerken (► Kap. 8: Abb. 8.9). Die Kombination als Reinigungs- und Desinfektionsplan kann sich als schwierig gestalten, da auf den Reinigungsplänen der Reinigungsdienste noch weitere Informationen vermerkt sind, wie die genaue Bezeichnung des Reinigungsmittels, an welchen Wochentagen was gereinigt wird, Hinweise für Gefahrenstoffe u.a.m.

Es ist aus infektiologischer Sicht nicht notwendig, dass immer alles desinfiziert wird. In vielen Bereichen ist eine Reinigung ausreichend. Hier kommt es auf eine genaue Absprache mit der Hygienefachkraft an. Eine Wischdesinfektion von Flächen sollte gezielt nur bei sichtbarer Kontamination von Körperflüssigkeiten sowie Ausscheidungen und routinemäßig in Bereichen vorgenommen werden, in denen immunsupprimierte Patienten liegen oder bestimmte Kontaktflächen einem ständigen Patientenwechsel unterliegen (▣ Abb. 5.5).

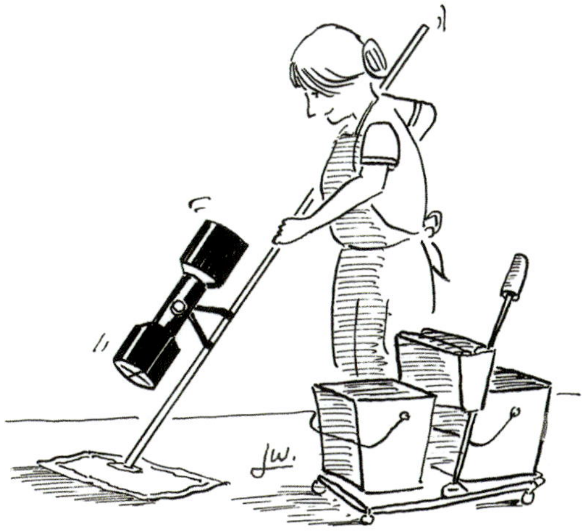

▣ **Abb. 5.5** Wenn Desinfektion – dann gezielt

> **Reinigungs- und Desinfektionspläne sollten ausschließlich von den Hygienefachkräften der Krankenhäuser erstellt werden.**

In der Literatur der Reinigungsdienste wird eine enge Zusammenarbeit mit der Abteilung Klinikhygiene bzw. mit hygienebeauftragten Personen empfohlen. Reinigungsdienste sollten sich mit der Umsetzung des aktuellen Hygieneplanes vertraut machen und regelmäßig Schulungen durch das Hygienefachpersonal durchführen lassen.

5.3.1 Reinigung und Desinfektion des Fußbodens

Reinigungs- und Desinfektionspläne werden deshalb so genannt, da häufig eine Reinigung ausreichend ist. In weitaus weniger Fällen muss eine Desinfektion durchgeführt werden.

Im Gegensatz zu anderen europäischen Ländern wird in Deutschland mit über 400 (!) Produkten immer noch viel zu viel Flächendesinfektionsmittel verwendet. In vielen Ländern Europas, z. B. in Skandinavien mit sehr guter

Tab. 5.1 Fußbodendesinfektion und nosokomiale Infektionen. Adaptiert nach Daschner et al. (1980)

Basisdaten	Fußbodenbearbeitung 6 Monate mit Desinfektionsmittel	Fußbodenbearbeitung 6 Monate ohne Desinfektionsmittel
Patienten	475	464
Nosokomiale Infektion (n)	74	72
Nosokomiale Infektion (%)	15,6	15,5
Durchschnittliche Liegedauer (Tage)	24,7	22,3
Durchschnittliches Lebensalter (Jahre)	50,1	42,2

Patientenversorgung, kommt dagegen nur ein Bruchteil dessen zum Einsatz. Der Einsatz von Chemie, d. h. Desinfektionsmitteln, ist untrennbar mit dem Thema Umweltbelastung verbunden (Marget, 2002).

Technische Regeln für Biologische Arbeitsstoffe (TRBA), Technische Regeln für Gefahrenstoffe (TRGS), Gefahrenstoffverordnung (GefStoffV) legen u. a. fest, nach welchen Kriterien die Reinigungsdienste arbeiten müssen bzw. wie, welche Reinigungs- und Desinfektionsmittel einzusetzen sind.

Bei allen routinemäßigen Desinfektionsmaßnahmen kann eine Fläche wieder benutzt werden, sobald sie sichtbar trocken ist VAH 2012.

Desinfektionsarbeiten sind nur durchzuführen, wenn eine Notwendigkeit besteht. Bisher wurde nicht wissenschaftlich belegt, dass z. B. Flächendesinfektionen des Fußbodens – routinemäßig vorgenommen – zu einer Reduktion von nosokomialen Infektionen führen.

Daschner et al. (1980) ließen in der Universität Freiburg den Fußboden einer Intensivstation 6 Monate täglich nur reinigen und 6 Monate täglich wischdesinfizieren. Die Infektionsrate beider Zeiträume war identisch (Tab. 5.1). Auch Dettenkofer et al. (2004) kamen zu dem gleichen Ergebnis.

Es gibt derzeit in der internationalen Literatur keine Publikation, die nachweisen könnte, dass per se eine nosokomiale Infektion vom Fußboden ausging.

Flächendesinfektionen des Fußbodens sind wirksam und reduzieren die Keimzahlen um ca. 80–99%. Die Keimzahl steigt jedoch und innerhalb weniger Stunden, ist der Ausgangswert wieder erreicht. Desinfektionsmaßnahmen sind nur vorzunehmen, z. B. bei sichtbarer Kontamination des Fußbodens mit Ausscheidungen oder Körperflüssigkeiten. Im Übrigen konnte eine zunehmende Allergisierung im Krankenhaus gegen Desinfektionswirkstoffe festgestellt werden (KRINKO 2004).

5.3.2 Reinigungswagen

Der Reinigungswagen ist die Visitenkarte des Reinigungsdienstes. Die Industrie bietet hier eine Vielzahl unterschiedlicher Systeme und vielfältige Kombinationsmöglichkeiten. Das Arbeiten mit dem Reinigungswagen sollte kräfteschonend und effizient sein. Die Materialien und Utensilien sind so zu lagern, dass ein fließendes Arbeiten gewährleistet ist. Frische, offen liegende Bezüge sollten über Kniehöhe gelagert werden. Unterhalb der Kniehöhe in Fußboden-

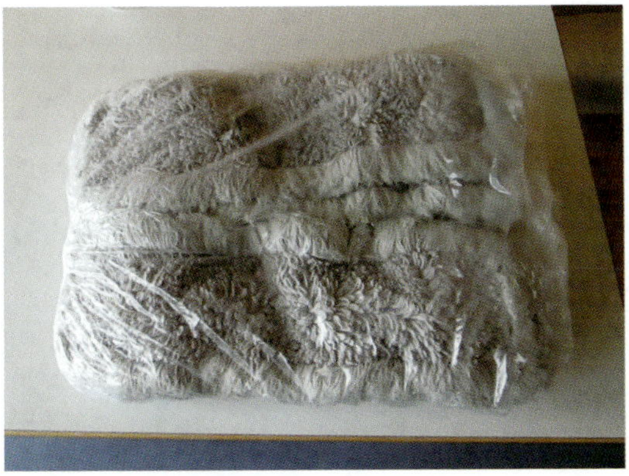

Abb. 5.6 10er Pack eingeschweißte Bezüge

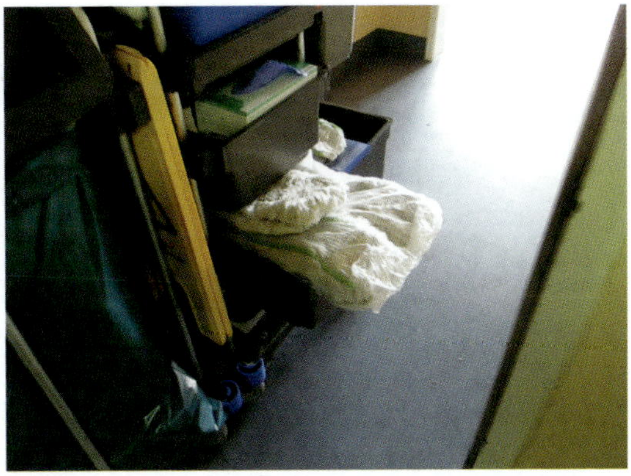

Abb. 5.7 10er Pack eingeschweißte Bezüge im Reinigungswagen

nähe ist die größte Staubentwicklung und Verschmutzungsgefahr gegeben.

Auch ein offenes Lagern frischer Bezüge neben oder unter einer Bezugpresse ist wegen der Kontaminationsgefahr durch Spritzwasser nicht zu empfehlen. Bei neueren Reinigungswagen mit Schubladensystem können die Bezüge in den Schubladen gelagert werden. Wenn Reinigungsdienste Bezüge extern aufbereiten lassen, sind die frischen Bezüge i.d.R. im 10er-Pack in Plastik eingeschweißt und können so bis zum Einsatz geschützt und gut gelagert werden (Abb. 5.6, Abb. 5.7).

Immer wieder ist zu beobachten, dass Reinigungskräfte Lebensmittel, vor allem Getränke, im Reinigungswagen mitführen (Abb. 5.8).

Laut TRBA 250, 4.1.2.4, dürfen Beschäftigte an Arbeitsplätzen, an denen die Gefahr einer Kontamination durch biologische Arbeitsstoffe besteht, keine Nahrungs- und Genussmittel zu sich nehmen und lagern.

Reinigungswagen werden in unterschiedlichen Systemen angeboten, was die Bereitstellung der Bezüge und Reinigungstücher zur Reinigungstätigkeit bzw. Wischdesinfektion betrifft. Im Folgenden werden einige Reinigungswagen-Systeme, ihre Stärken und Schwächen betreffend, vorgestellt.

Die Benutzung von Bezügen zur Reinigung und Desinfektion des Fußbodens kann grob in drei Systeme unterschieden werden:

- Systeme, bei denen trockene Bezüge in Reinigungs- oder Desinfektionsmittel eingetaucht, in einer Bezugspresse auf Arbeitsnässe heruntergepresst und auf den Bezughalter aufgespannt werden. Die klassische Zwei-Eimer-Methode mit Bezugpresse, die heute immer noch Anwendung findet.
- Systeme, bei denen trockene Bezüge jeweils vor Benutzung auf den Bezughalter gespannt, in Reinigungs- oder Desinfektionslösung angefeuchtet und auf Arbeitsnässe gepresst werden müssen.
- Systeme, bei denen bereits zur Arbeitsnässe angefeuchtete Bezüge direkt benutzt werden können. Gut geeignet für das 1-stufige Nasswischverfahren.

Zwei-Eimer-System mit vertikaler Bezugpresse

Das »Zwei-Eimer-System« ist ein Nasswischverfahren, welches schon seit Jahrzehnten in der Praxis anzutreffen ist und sich immer noch auf dem Markt behauptet. Inzwischen finden jedoch modernere Systeme Anwendung. Viele externe Reinigungsunternehmen und interne Reinigungsdienste benutzen jedoch das Zwei-Eimer-System

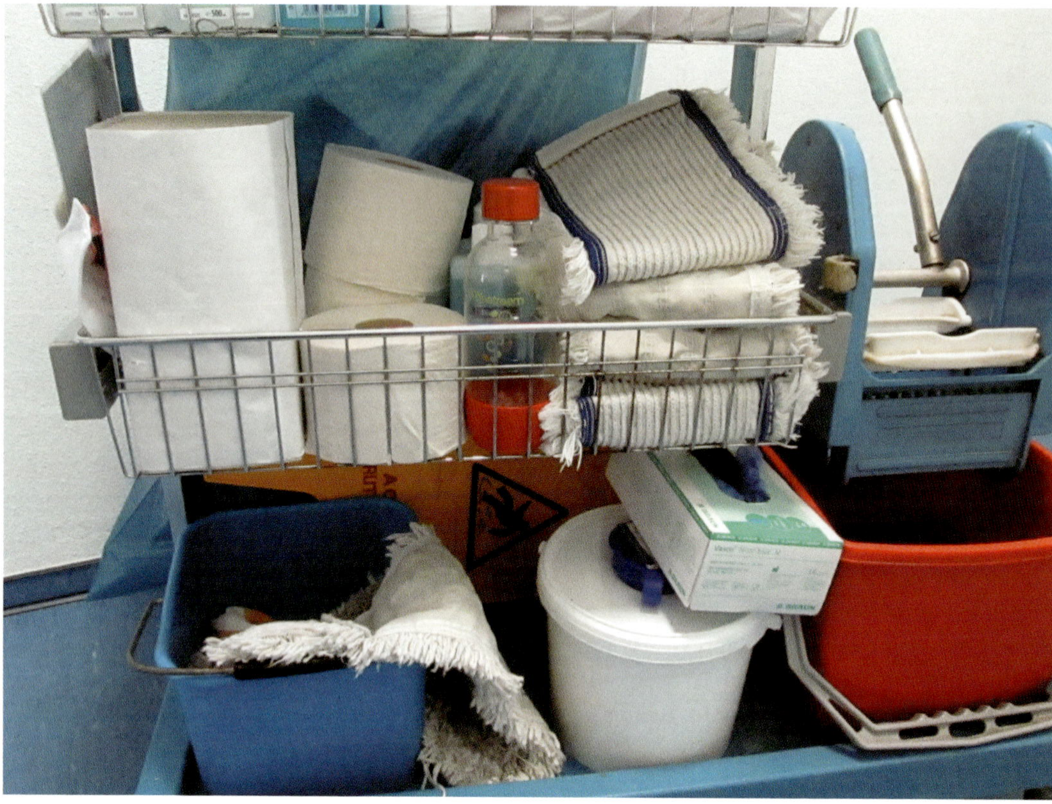

Abb. 5.8 Getränke im Reinigungswagen

immer noch im Krankenhaus und Pflegeeinrichtungen. Die Bezüge werden von Hand im blauen Eimer in die Reinigungs- oder Desinfektionslösung eingetaucht, mit der mittigen Presse auf die Arbeitsnässe in den roten Eimer heruntergepresst und dann auf die Bezughalter gespannt. Dieses System ist zeitaufwendig, kräftezehrend und mit hoher Kontaminationsgefahr behaftet. Der rote Eimer für das Schmutzwasser sieht sehr schnell unappetitlich aus (Abb. 5.9).

Es ist auch zu beobachten, dass frische Bezüge in Reinigungs- oder Desinfektionslösung nass in den blauen Eimer gelegt werden. Benutzte Bezüge werden danach in den roten Eimer gelegt. Bei ungeschultem Reinigungspersonal ist nicht auszuschließen, dass die Bezüge verwechselt werden, so dass bereits kontaminierte Bezüge zum Einsatz kommen (Abb. 5.10). Aus infektiologischen und Imagegründen sollte das Zwei-Eimer-System nicht mehr im Beobachtungsbereich der Patienten und Besucher zum Einsatz kommen.

Bezugbefeuchtung mit Pedalbedienung

Hierbei handelt es sich um Systeme, bei denen die bereits aufgespannten Bezüge in Eimern auf den Reinigungswagen angefeuchtet werden, bevor sie zum Einsatz kommen (z. B. Firma Vermop). Es wird mit dem aufgespannten Bezug ein Dosierpedal im vorderen Eimer betätigt, wodurch Reinigungs- oder Desinfektionslösung aus einem dahinter liegenden Eimer in den vorderen Eimer (mit dem Pedal) geleitet und damit der Bezug befeuchtet wird. Auch hier ist eine

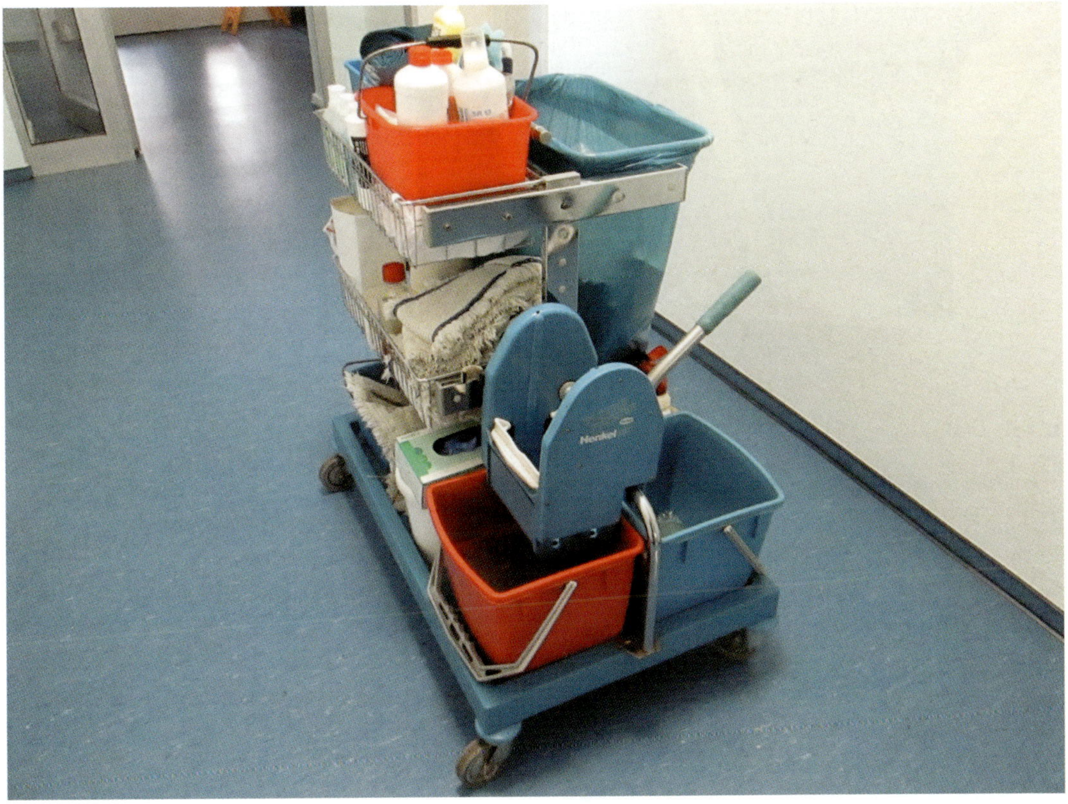

Abb. 5.9 Zwei-Eimer-System mit Bezügen auf einem Reinigungswagen

Kontaminationsgefahr durch die Verbindung der beiden Eimer nicht auszuschließen (Abb. 5.11).

- **Bezug vorbefeuchtet in der Box – von Hand auf den Bezughalter aufzuspannen**

Moderne Systeme bieten zur Arbeitsnässe vorbefeuchtete Bezüge an, die mit der Längsseite in Schubladen stehen. Diese müssen von Hand auf den Bezughalter aufgespannt werden. Oder die Bezüge befinden sich vorbefeuchtet in Boxen.

Im »Pre-Wash«-Verfahren (Firma Vermop) werden vorbefeuchtete Bezüge in Boxen (verschließbare Behältnisse) gegeben (Abb. 5.12). Diese können dann kontaminationsgeschützt gelagert, zum Einsatzort transportiert und die Bezüge direkt mit dem Bezughalter aus der Box

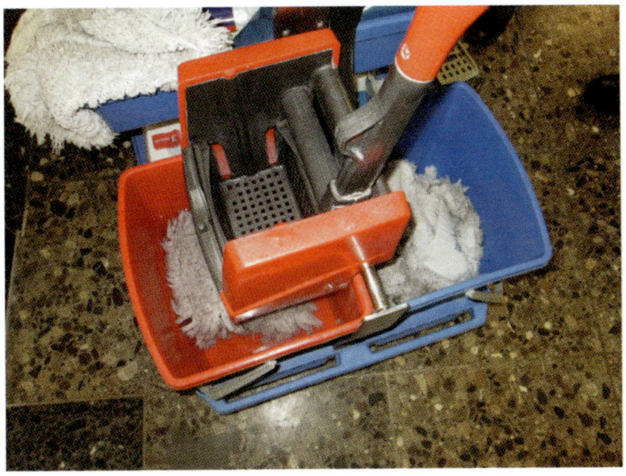

Abb. 5.10 Wo sind die frischen Bezüge?

entnommen werden. Das »Pre-Wash«-Verfahren eignet sich für das 1-stufige Nasswischverfahren.

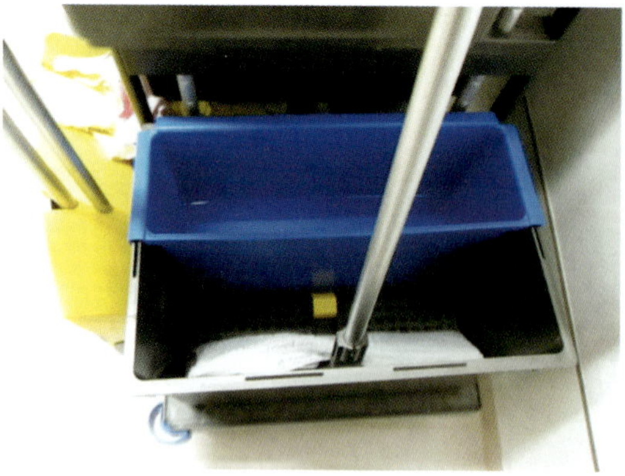

Abb. 5.11 Vorderer Eimer mit Dosierpedal, das mit den Bezughalter (mit aufgespanntem Bezug) betätigt wird. Aus dem hinteren Eimer gelangt Reinigungs- oder Desinfektionslösung in den vorderen Eimer

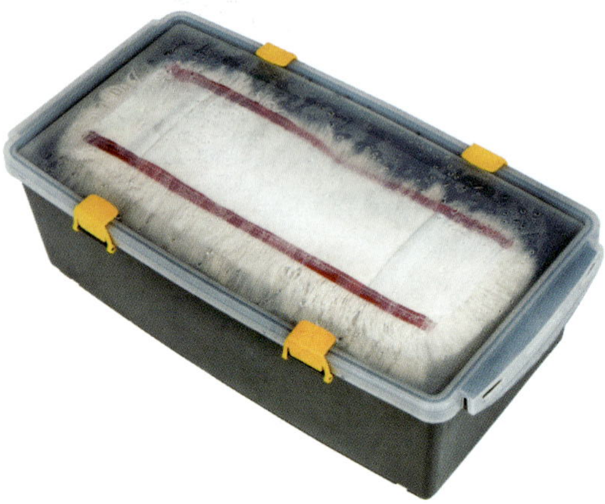

Abb. 5.12 Pre-Wash Box mit vorbefeuchteten Bezügen. Mit freundlicher Genehmigung der Firma Vermop

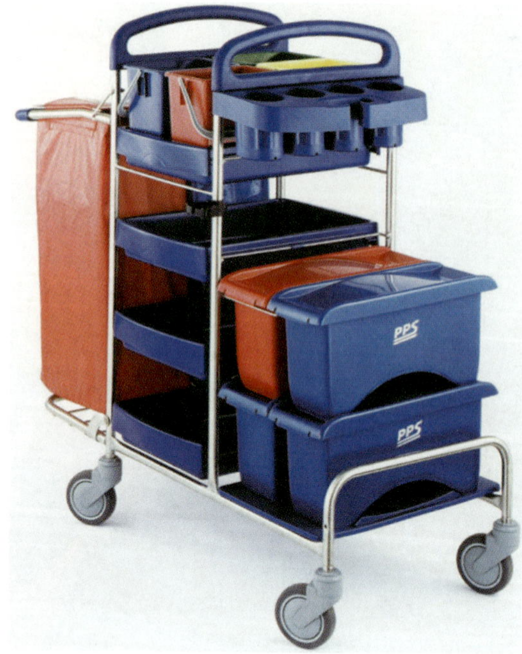

Abb. 5.13 Systemwagen mit Boxen. Mit freundlicher Genehmigung der Firma Kiehl

Vorgetränkte Bezüge sind auch im »Antibak Mop«-System erhältlich. Hierbei sind die Bezüge mit Silberionentechnologie behandelt. Durch diese Behandlung wird eine antibakterielle Wirkung beschrieben. Diese Bezüge müssen in einem separaten Waschgang aufbereitet werden.

Pro-Mop-Systeme

Beim Pro-Mop-System (Firma Kiehl) handelt es sich um ein spezielles Waschverfahren unter Beimischung verschiedener Zusätze, u. a. von Peressigsäure. Die feuchten Bezüge werden in verschließbaren Boxen (Clino-System-Box) gelagert. Durch die o. g. Behandlung der Bezüge bleiben die feuchten Bezüge 72 h keimfrei, was gutachterlich bestätigt ist (Labor Dr. Böhm). Vor der Verwendung werden die Boxen auf den Kopf gestellt, so dass die erneute Durchfeuchtung der Bezüge garantiert ist. Die Boxen können auf dem Systemwagen NT9 positioniert werden (Abb. 5.13, Abb. 5.14).

Zur Aufbereitung der Bezüge und textilen Reinigungstücher bieten verschiedene Unternehmen das erforderliche Zubehör an programmierbaren Steuerungstechniken zur Beimischung unterschiedlicher Wasch-Konservierungs-Präparations- und Waschmittel in die Waschmaschine.

Bezugwechsel ohne Handkontakt zum Bezug

Das Unternehmen Vermop bietet ein System an (Mag System), bei dem der Bezugwechsel durch-

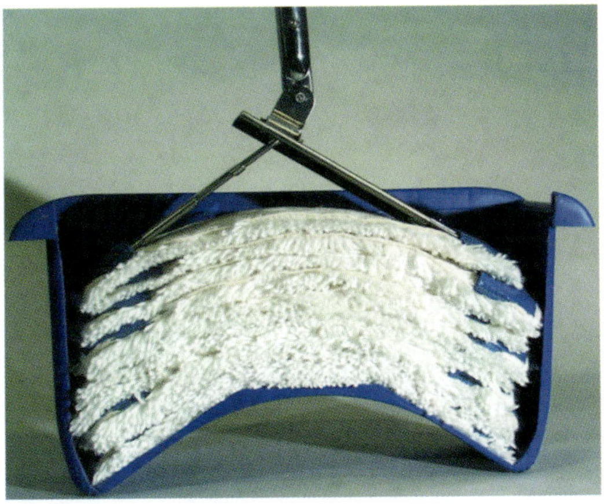

Abb. 5.14 Querschnitt einer Box. Mit freundlicher Genehmigung der Firma Kiehl

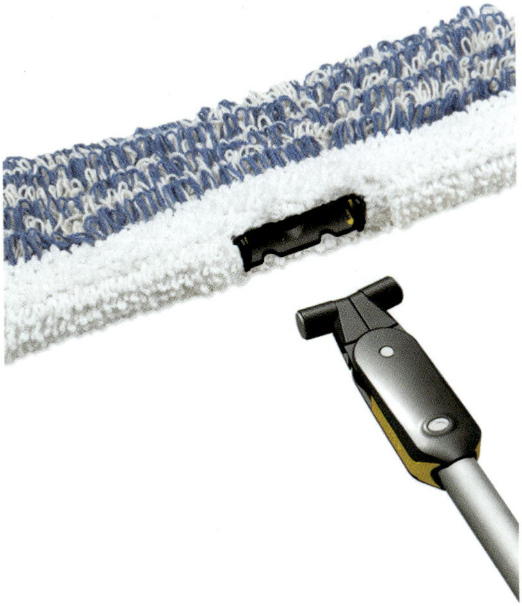

Abb. 5.15 Mag System I: Andocken. Mit freundlicher Genehmigung der Firma Vermop

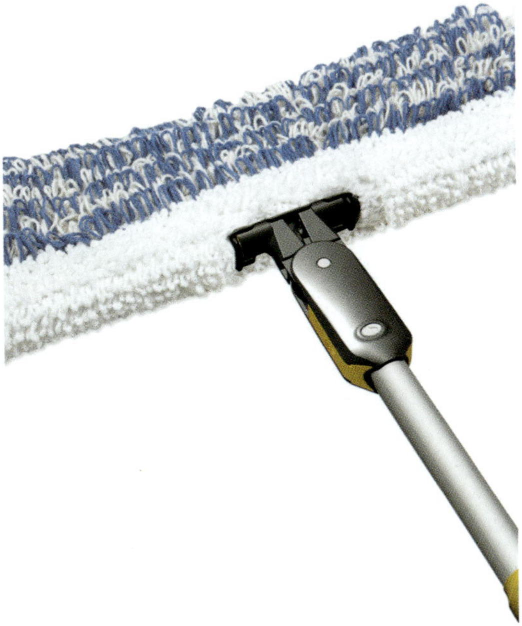

Abb. 5.16 Mag System II: Andocken. Mit freundlicher Genehmigung der Firma Vermop

geführt werden kann, ohne dass die Reinigungskraft den Bezug per Hand auf den Bezughalter aufspannen bzw. von Bezughalter entfernen muss. Der Bezug ist auf ein Gerüst aufgespannt, welches Stabilität bei der Lagerung und Bezugführung während der Tätigkeit gewährleistet. Dadurch können eine bestimmte Anzahl von Bezügen auf der Längsseite stehend in einem Behältnis oder Schublade gestellt, trocken gelagert oder mit Desinfektions- oder Reinigungslösung getränkt werden.

Der Bezughalter wird mittels eines Magnetstutzens an den Bezug angedockt, dem Behältnis entnommen, in Desinfektionsmittel getränkt und mit der Vertikalpresse auf die notwendige Arbeitsnässe heruntergepresst. Bereits vorbefeuchtete Bezüge können direkt benutzt werden. Nach Benutzung wird ein Magnetteil vom Bezug gelöst und über dem Bezugsammelsack mit einem leichten Ruck in den Sammelsack gegeben. Hierbei muss die Reinigungskraft den Bezug nicht anfassen. Eine zeit- und rückenschonende Methode. Das Mag System kann bei unterschiedlichen Bezugsystemen, z. B. Twixter, an den Bezughaltern angedockt werden (Abb. 5.15, Abb. 5.16, Abb. 5.17, Abb. 5.18, Abb. 5.19, Abb. 5.20, Abb. 5.21).

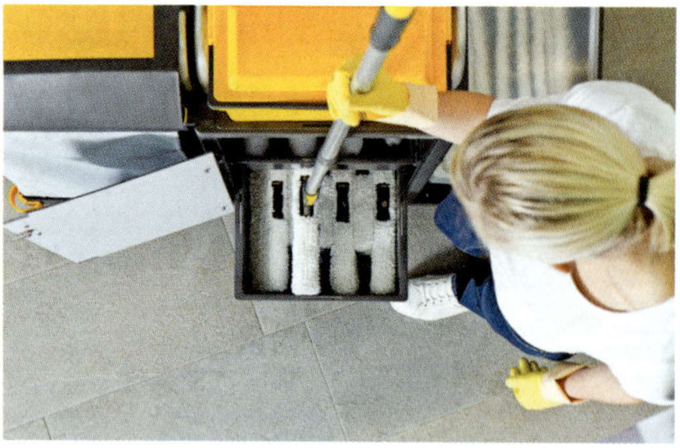

Abb. 5.17 Mag System III: Rückenschonendes Arbeiten. Mit freundlicher Genehmigung der Firma Vermop

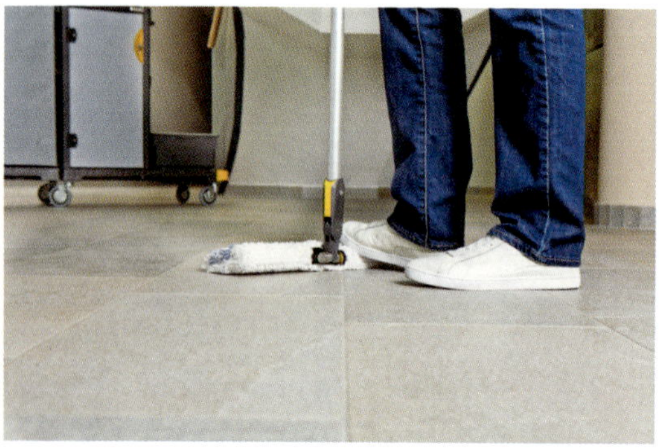

Abb. 5.18 Mag System IV: Reinigungskraft muss Bezug nicht anfassen. Mit freundlicher Genehmigung der Firma Vermop

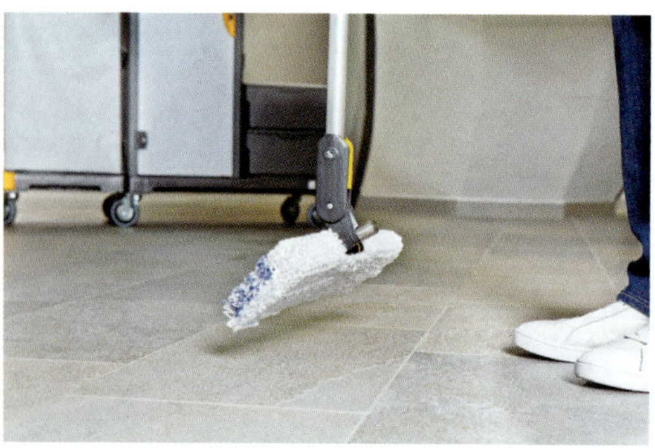

Abb. 5.19 Mag System V: Reinigungskraft muss Bezug nicht anfassen. Mit freundlicher Genehmigung der Firma Vermop

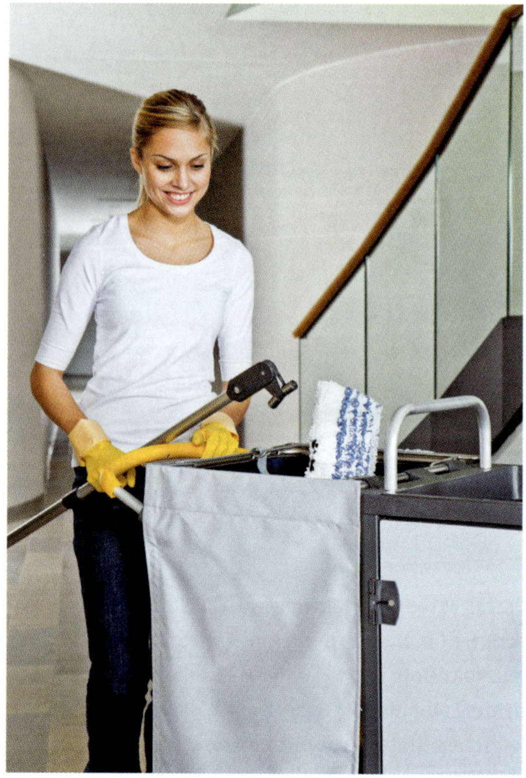

Abb. 5.20 Leichtes Abwerfen des Bezuges. Mit freundlicher Genehmigung der Firma Vermop

Tipp

Ein System zur Fußbodenreinigung oder Desinfektion, bei der die Reinigungskraft am wenigsten Kraftaufwand anzuwenden hat, die Kontakte mit kontaminierten Reinigungsutensilien auf ein Minimum reduziert sind, ist für eine infektionsprophylaktische Arbeitsweise am geeignetsten. Innovative Ideen von Herstellern für Reinigungsgeräte bzw. Utensilien sollten beobachtet werden.

- **Reinigungswagen in »Demenz«-Abteilungen oder in psychiatrischen Kliniken**

Chemische Lösungen, d. h. Reinigungs- und Desinfektionsmittel, dürfen auf Stationen mit dementen Patienten oder in psychiatrischen Kliniken wegen der unvorhersehbaren Reaktionen

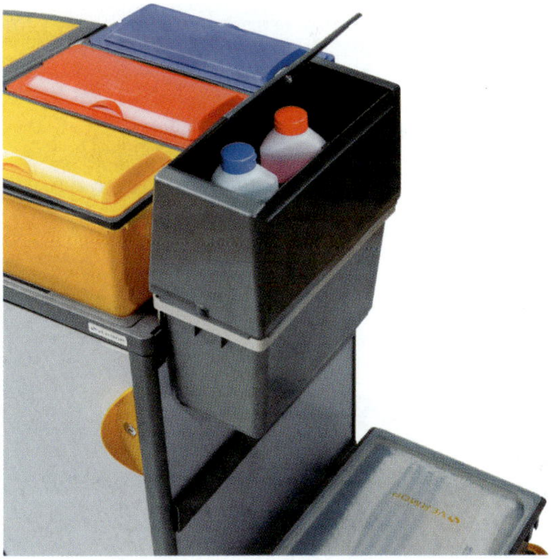

Abb. 5.21 Verschließbare Box und farbige Eimer mit Deckel. Mit freundlicher Genehmigung der Firma Vermop

verwirrter Patienten oder der Suizidgefahr nicht offen auf den Reinigungswagen stehen, sondern in verschließbaren Boxen am Reinigungswagen gelagert werden. Auch bereits angesetzte Lösungen in Eimern sind mit Deckel zumindest blickgeschützt zu lagern (Abb. 5.21).

Die Reinigungsdienste in Krankenhäusern, extern sowie intern, entscheiden derzeit noch, welche Reinigungswagen mit welchen Zusatzsystemen zur Fußbodenreinigung oder Desinfektion sowie zur täglichen Reinigung und Desinfektion der patientennahen Flächen zum Einsatz kommen. Die Hygienefachkraft eines Krankenhauses sollte in Zukunft bei der Entscheidung, welche Gerätschaften zum Einsatz kommen, mit einbezogen werden.

Reinigungswagen – Parken

Immer wieder ist zu beobachten, dass für das Parken der Reinigungswagen in Krankenhäusern und Pflegeheimen kein ausreichender Platz vorgesehen ist. Nicht selten stehen die Reinigungswagen in engen Schmutzräumen bzw. Pflegearbeitsräumen. Diese Räume sollten groß genug sein, um Reinigungswagen darin zu par-

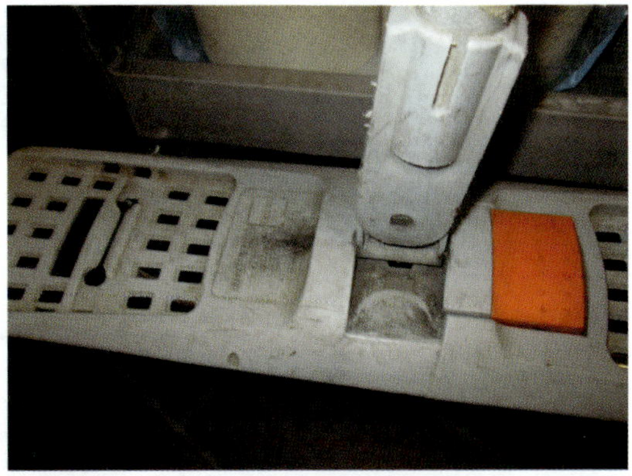

Abb. 5.22 Verschmutzter Bezughalter

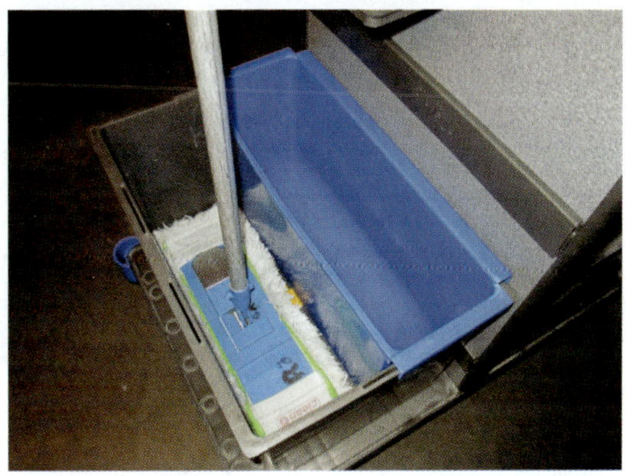

Abb. 5.23 Voller Wassereimer mit aufgespanntem Bezug auf dem Bezughalter – Negativbeispiel

ken. Der Reinigungswagen sollte immer großzügig abgedeckt sein. Optimal wäre ein eigens für Reinigungswagen vorgesehener Raum, in der Nähe des Waschraumes und Lagers.

5.4 Aufbereitung und Lagerung des Arbeitsgerätes

Nach Arbeitsende ist das Arbeitsgerät (Wagen, Eimer und Bezughalter) gründlich zu reinigen. Alle wasserführenden Behältnisse sind vollständig zu trocknen und der Bezughalter zum Trocknen aufgeklappt zu lagern (Abb. 5.22, Abb. 5.23, Abb. 5.24, Abb. 5.25). Nicht

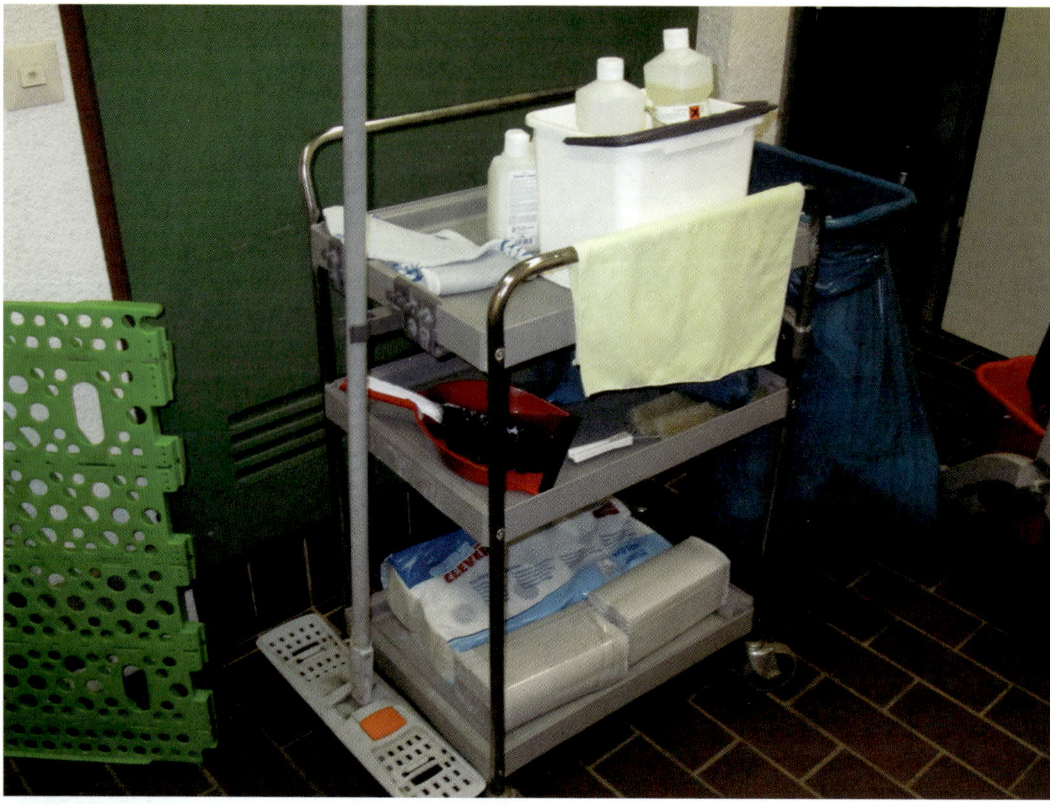

Abb. 5.24 Tropfnasses Reinigungstuch wird nicht gewaschen, sondern am Wagen und nicht im Trockner getrocknet. Unkorrektes Verhalten

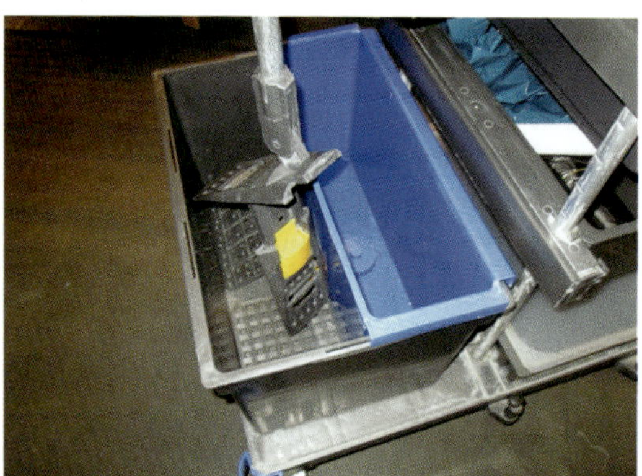

Abb. 5.25 Bezughalter aufgeklappt zum Trocknen

getrocknete Wasserbehälter bieten Wasserkeimen bei Raumtemperatur über Nacht ideale Lebens- und Wachstumsbedingungen. Am nächsten Morgen werden i.d.R. nur die Wassereimer und Behälter auf- bzw. nachgefüllt. Das bedeutet, dass die Reinigungskraft ihre Arbeit mit massiv verkeimten Reinigungs- oder Desinfektionslösungen beginnt. Bezughalter und Eimer aus Isolierzimmern sind gründlich mit dem Desinfektionsmittel, welches auch im Isolierzimmer benutzt wurde, einer Wischdesinfektion zu unterziehen. Benutzte Reinigungstücher sollten nicht vor Ort zum Trocknen aufgehängt, sondern arbeitstäglich in der Waschmaschine aufbereitet und mit einem Trockner getrocknet werden.

Die KRINKO stellt fest:

In wässrigem Milieu können Mikroorganismen über lange Zeit persistieren. Feuchtstellen kommen daher prinzipiell als Infektionsquelle in Frage (Bundesgesundheitsblatt 2004).

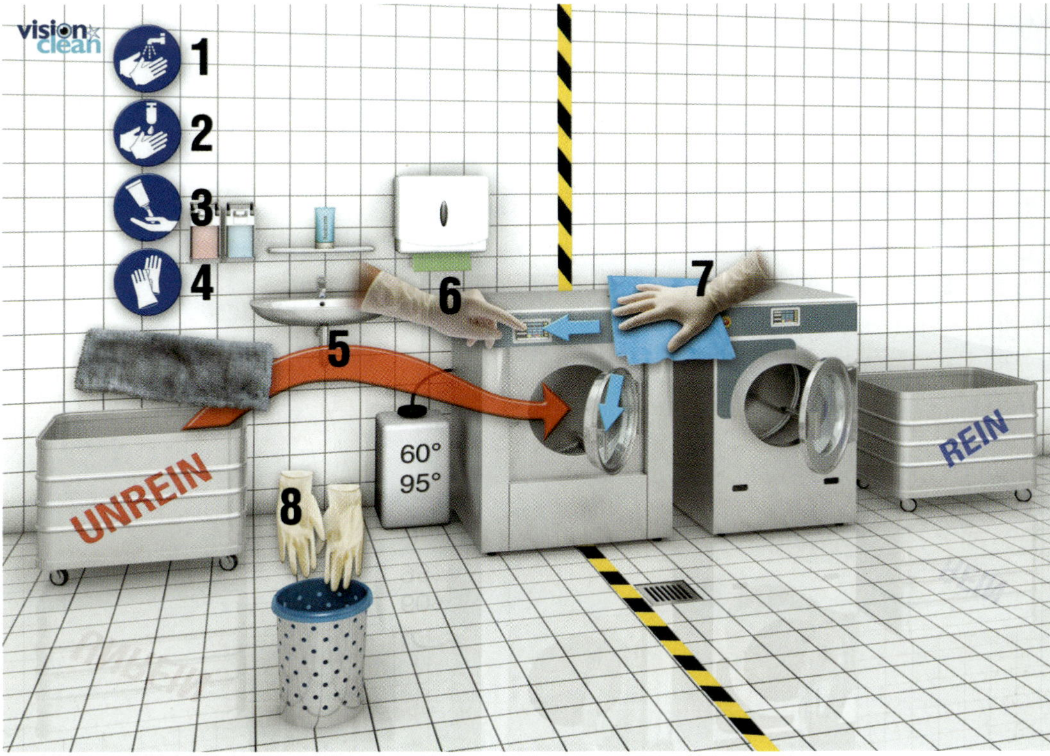

Abb. 5.26 Waschmaschine (unrein) und Trockner (rein) I. Beladen der Waschmaschine. Graphik Peter Hennig, VisionClean

5.4.1 Waschraum – Aufbereitung von Reinigungsutensilien

Der »Waschraum« ist in einen »unreinen« und einen »reinen« Bereich zu trennen. Im »unreinen« Bereich ist die Waschmaschine, im »reinen« Bereich der Trockner positioniert. Idealerweise ist die Waschmaschine ein sog. »Durchlader«. Im »unreinen« Bereich wird die Wäsche in die Maschine geladen, in einem dahinterliegenden Raum auf der anderen, der »reinen« Seite, entladen. Fenster im »unreinen« Bereich sind mit Insektenschutzgitter zu versehen. Ein Trockner ist zwingend notwendig.

Eine häufig anzutreffende Situation in Waschräumen: Waschmaschine (unrein) und Trockner (rein) stehen dicht beieinander (Abb. 5.26, Abb. 5.27).

Stehen Waschmaschine und Trockner nicht in separaten Räumen, sind die Maschinen zumindest so weit wie möglich voneinander entfernt zu positionieren. Ist auch diese Trennung nicht möglich, kann eine abwaschbare bzw. desinfizierbare Wand dazwischen gestellt werden. Die Wand sollte ca. 40 cm über das Frontniveau der Maschinen hinausragen. Die Reinigungskraft muss um die Wand herumgehen und wird so an eine Händedesinfektion erinnert. Zusätzlich kann eine Fußbodenmarkierung angebracht werden, die optisch die Trennung zwischen »unreinen« und »reinen« Bereich verdeutlicht (Abb. 5.28, Abb. 5.29). Bei sehr engen räumlichen Verhältnissen können Waschmaschine und Trockner auch übereinander stehen, wobei der Trockner über der Waschmaschine platziert wird. Dies stellt jedoch eine Notlösung dar. Auch

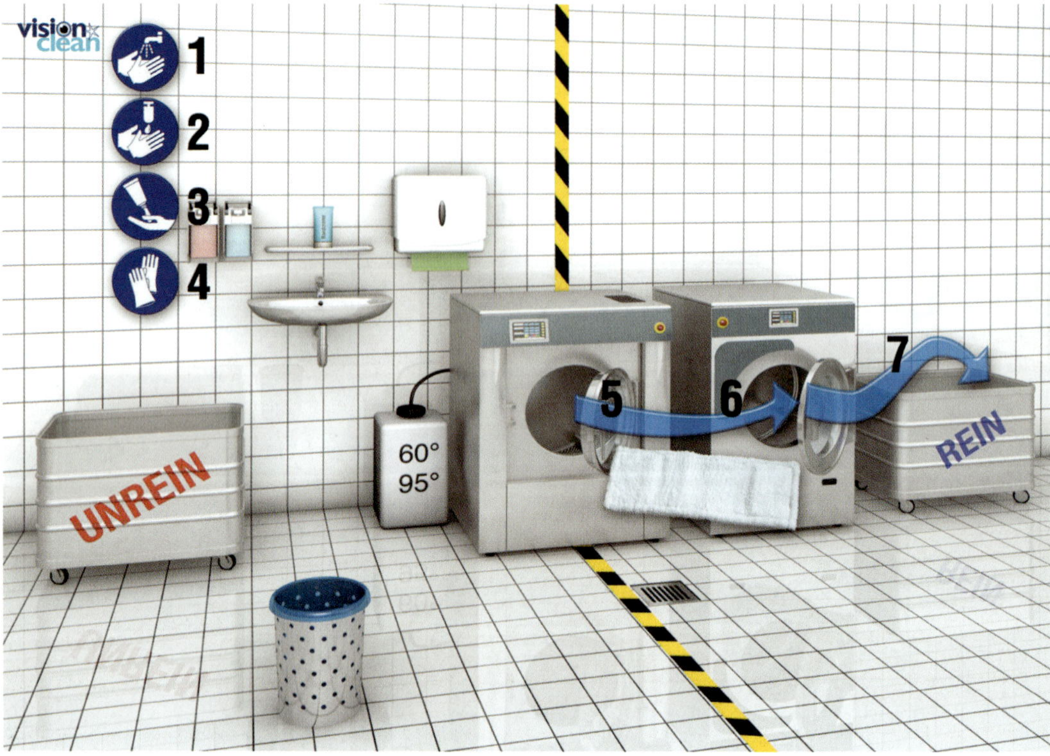

Abb. 5.27 Waschmaschine (unrein) und Trockner (rein) II. Reinigungsutensilien kommen vom unreinen Bereich (Waschmaschine) - zum reinen Bereich (Trockner) Händehygiene! Graphik Peter Hennig, VisionClean

hier ist eine Verfahrensanweisung zu erstellen (► Waschmaschine – Beladung).

> **Die Vorgehensweise für die Platzierung von Maschinen ist selbstverständlich mit dem zuständigen Gesundheitsamt zu kommunizieren.**

Als Waschmaschine und Trockner sollten professionelle, gewerbliche Geräte zum Einsatz kommen. Im »unreinen« Bereich bzw. an der Grenze von »unreinem« zu »reinem« Bereich muss die Möglichkeit einer korrekten Händehygiene gegeben sein. Wandspender mit Flüssigseife, Händedesinfektionsmittel und Einmalhandtücher sowie ein Abwurf müssen in unmittelbarer Nähe der Geräte zur Verfügung stehen. Die Armatur des Waschbeckens muss mit dem Ellbogen bedient werden können. Schutzkleidung, Schutzkittel oder Plastikschürze, Einmalhandschuhe, Mund- und Augenschutz sind bereitzuhalten. Personal, welches die Waschmaschinen bedient bzw. im Waschraum arbeitet, ist mindestens einmal jährlich zum Thema Wäscheaufbereitung und Hygiene zu schulen (KRINKO 2003).

- **Waschmaschine – Beladung**

Die hygienische Sorgfalt, die im Umgang mit kontaminierten Reinigungsutensilien im Stationsbereich beachtet wird bzw. mit denen Isolierungsmaßnahmen durchgeführt werden, ist im »Waschraum« weiterzuführen. Eine Verfahrensanweisung, wie die Beladung der Waschmaschine durchzuführen ist, sollte in Blicknähe platziert werden (Tab. 5.2).

Mit Bezügen und Reinigungstüchern aus Patientenzimmern, die nicht als Isolierzimmer

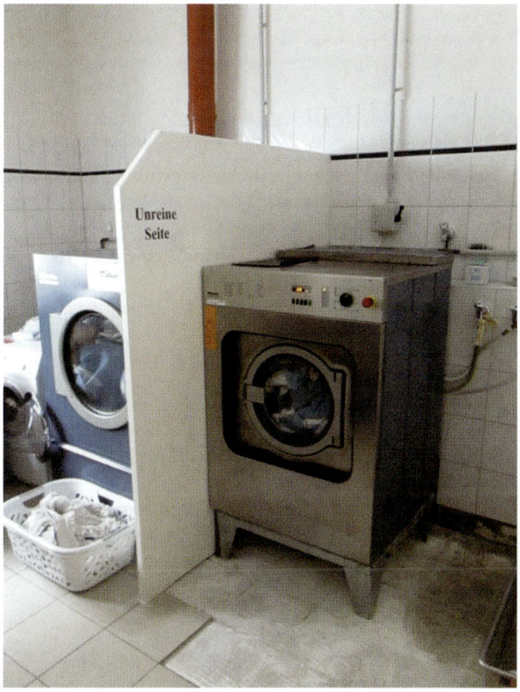

Abb. 5.28 Klare optische Trennung »unreiner« und »reiner« Bereich

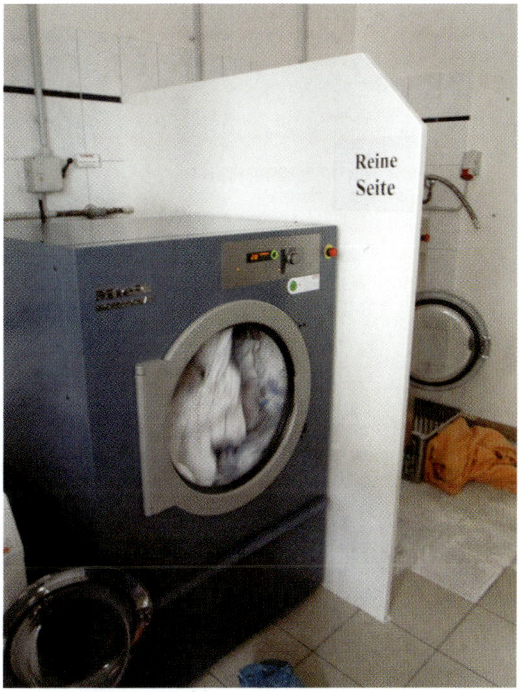

Abb. 5.29 Bereiche mit Trennwand bei Raumknappheit (noch im Umbau) und vorgesehener Fußbodenmarkierung

Tab. 5.2 Verfahrensanweisung zum Beladen der Waschmaschine

Wäsche	Maßnahmen
Das Beladen der Waschmaschine mit Bezügen und Reinigungstüchern aus »normalen« Patientenzimmern	Einmalhandschuhe Nach dem Beladen Handschuhe ausziehen und Händedesinfektion durchführen
Das Beladen der Waschmaschine mit infektiös, kontaminierten Bezügen und Reinigungstüchern aus »Isolierzimmern«. Aber auch nach Beseitigung von Körperflüssigkeiten und Ausscheidungen infektiöser Erkrankungen, z. B. Stuhl bei Norovirusvorkommen, in Personal- oder Besuchertoiletten Bezüge und Reinigungstücher aus o. g. Situationen nicht im Waschraum herumstehen lassen bzw. zwischenlagern. Auch nicht nach dem Beladen die Tür der Waschmaschine offen stehen lassen. Nach dem Beladen – die Waschmaschine starten	Waschmaschine betriebsbereit machen: – Programm einstellen – Waschmittel einfüllen – Einmalhandschuhe – Schutzkittel – Schutzbrille – Mundschutz Nach dem Beladen der Waschmaschine mit infektiös kontaminierten Bezügen und Reinigungstüchern → neue Handschuhe anziehen und die gesamte Front der Waschmaschine mit Desinfektionsmittel X x % wischdesinfizieren. Danach sofort Schutzkittel und Handschuhe ausziehen, entsorgen und Händedesinfektion
	Die gewaschenen Bezüge und Reinigungstücher nicht offen, sondern in Schränken lagern

Tab. 5.3 Waschen von Bezügen und Reinigungstüchern

Wäscheaufbereitung	
Anwendungshinweise laut VAH-Liste 01.04.2012	**Vorgehen**
Chemische Wäschedesinfektion	- Ein Gefäß mit einer Desinfektionsmittellösung in der korrekten Konzentration befüllen. - Vorgegebenes Flottenverhältnis herstellen: Gewicht der Wäsche in Kilogramm/Menge Flotte (Wasser+Chemie) in Liter, z. B. 1:8 - Eingelegte Wäsche vollständig in die Desinfektionsmittellösung eintauchen - Mindesteinwirkzeit z. B. 4–12 h beachten - Wäsche gründlich spülen
Chemo-thermische Wäschedesinfektion Verfahren bis >75°C Einwirkzeit 10–20 min	- Waschmaschinentypen verwenden, bei denen die Temperatur, die Haltezeit und das Flottenverhältnis gesteuert werden können - Bei der Dosierung der Wasch- oder Desinfektionsmittel exakt die Angaben des Herstellers beachten - Flottenverhältnis: Gewicht der Wäsche in Kilogramm/ Menge Flotte (Wasser+Chemie) in Liter z. B. 1:4

ausgewiesen waren, oder mit infektiösen Ausscheidungen in Berührung kamen, wird wie in Abb. 5.26 und Abb. 5.27 verfahren. Die Bezüge und Reinigungstücher aus Isolierzimmern oder mit Kontakt von infektiösen Ausscheidungen dürfen nicht offen gelagert werden, sondern sind gezielt zum Schluss in die Waschmaschine zu geben. Danach sollte die Maschine direkt gestartet werden.

Unterschiedliche Waschvorgänge (chemische Wäschedesinfektion, Desinfektions-Waschverfahren, thermische Desinfektions-Waschverfahren und chemo-thermische Waschverfahren sind der Art der Verschmutzung oder Kontamination anzupassen. Die unterschiedlichen Waschmittel und Waschverfahren müssen aufeinander abgestimmt sein. Kontaminierte Wäsche ist mit einem desinfizierenden Waschmittel aufzubereiten. Bei den verschiedenen Waschverfahren aufgrund unterschiedlicher Materialien ist grundsätzlich nach Herstellerangaben der Textilien zu verfahren. Desinfizierende Waschmittel stehen je nach Materialbeschaffenheit für Waschvorgänge mit 60°C, 70°C und 80°C zur Verfügung. Hierbei sind die Kriterien Wasserhärte, Verschmutzungsgrad sowie Grad und Art der Kontamination zu berücksichtigen (VAH, 2012; http://www.waeschereien.de) (Tab. 5.3).

Tipp

Es sind Waschmaschinen zu benutzen, bei denen eine Steuerung der Temperatur, Haltezeit und Flottenverhältnis durchführbar ist.

Waschmaschinen und Trockner sind sauber zu halten. Bei den Waschmaschinen ist auf die Gummiabdichtungen an der Einfüllöffnung und vor allem auf den Waschmitteleinspülkasten zu achten. Die negativen Beispiele in verschiedenen Kliniken (Abb. 5.30, Abb. 5.31) zeigen, dass auch bei diesen einfachen Details Verfahrensanweisungen zur Reinigung notwendig sein können. Bei Trocknern ist das Flusensieb oder der Filter regelmäßig zu reinigen bzw. auszutauschen.

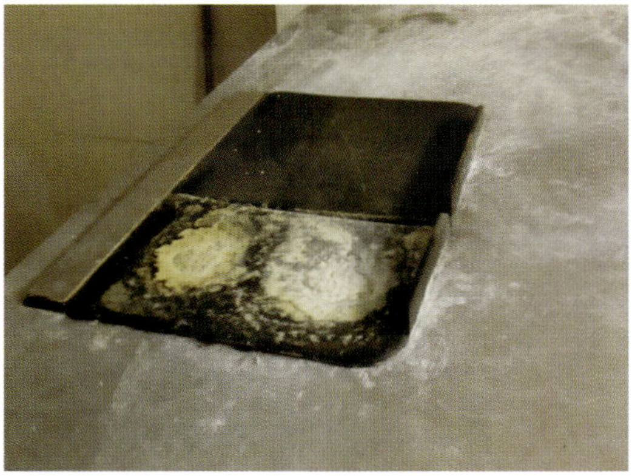

Abb. 5.30 Waschmaschinen-Deckplatte mit Waschmitteleinfüllkasten

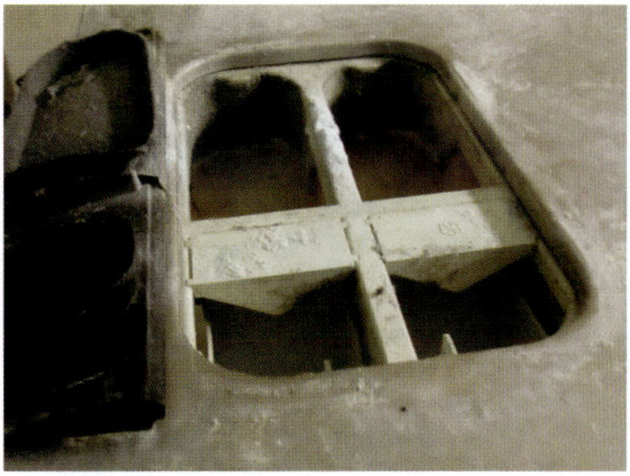

Abb. 5.31 Gleiche Maschine, aufgeklappter Waschmitteleinspülkasten

- **Reinigungsutensilien gewaschen – Lagerung**

Gewaschene Reinigungsutensilien sind so zu lagern, dass es nicht zu einer Rekontamination kommen kann, z. B. in einem geschlossenen Schrank im »reinen Bereich«.

Es sind alle benutzten Reinigungsutensilien wie Bezüge, Reinigungstücher täglich zu waschen. Keine Reinigungstücher in den Abteilungen belassen und nach Hausfrauenart, aufgehängt, trocknen.

- **Mikrobiologische Überprüfung der Waschmaschine**

Die KRINKO-Richtlinie für Krankenhaushygiene und Infektionsprävention besagt laut 4.4.3 und 6.4 Anforderungen der Hygiene an die Wäsche aus Einrichtungen des Gesundheitsdienstes, die Wäscherei und den Waschvorgang und Bedingungen für die Vergabe von Wäsche an gewerbliche Wäschereien. Dies gilt insbesondere für Krankenhäuser, Altenpflege- und Rehabilitationseinrichtungen mit klinischem Charakter und ambulantes Operieren.

Regelmäßige Kontrolle der Waschmaschinen mit Bioindikatoren Hierzu werden die Testkeime – Staphylococcus aureus ATCC 6538 und Enterococcus faecium ATCC 6057 – benutzt, auf Objektträger-Baumwollläppchen 1 cm^2 Keimaufschwemmung mit Blut kontaminiert, getrocknet und in kleinen Wäschesäckchen verpackt. Eine Referenzprobe bleibt außerhalb der Waschmaschine, die anderen werden in die Maschine, in einen normalen Waschgang bei mindestens 60°C gegeben. Diese Untersuchung ist bei Inbetriebnahme und halbjährlich durchzuführen. Bei einwandfreien Befunden kann der Zyklus auf ein Jahr ausgedehnt werden. Der Betrieb ist verpflichtet, den technischen Ablauf aufzuzeichnen und die Unterlagen aufzubewahren (VAH, 2012).

Literatur

Akkreditiertes Prüflabor nach DIN EN/ISO IEC 1725: 2000, Labor Dr. Böhm, München

ArbMedVV 12/2008. Bundesgesetzblatt I. S. 2768

BioStoffV § 15, Arbeitsmedizinische Vorsorge. Bundesgesetzblatt 1/1999

Center for Disease Control and Prevention (CDC) (2002) Guidelines for hand hygiene in health care settings. MMWR October 25–51 (RR–16)

Daschner F et al. (1980) Fußbodendesinfektion und nosokomiale Infektionen. Dtsch Med Wschr. 105:325

Dettenkofer M, Wenzler S, Amthor S et al. (2004) Does disinfections of environmental surfaces influence nosocomial infection rates? A systematical review. AJ Infect Control 32. 84/89

KRINKO: Anforderungen an die Hygiene bei Reinigung und Desinfektion von Flächen. Bundesgesundheitsblatt 2004

KRINKO: Anforderungen an die Hygiene bei der Reinigung und Desinfektion von Flächen. 2.1.1 Nachweis nosokomialer Infektionserreger in unbelebtem Umfeld, 7 Qualitätssicherungen. Bundesgesundheitsblatt 2004

KRINKO: Prävention postoperativer Infektionen im Operationsgebiet. Bundesgesundheitsblatt 2007 (50):377–393

KRINKO: Richtlinie für Krankenhaushygiene und Infektionsprävention. 4.4.3 und 6.4 Anforderungen der Hygiene an die Wäsche aus Einrichtungen des Gesundheitsdienstes (2003). Elsevier, Urban & Fischer, München

Marget W (2002) Flächendesinfektionsmittel im Krankenhaus. Eine unverantwortliche Verschwendung. Deutsches Ärzteblatt 99(18):1215–1216

Pietsch J: Schutzimpfungen im Krankenhaus aus unter arbeitsmedizinischen Gesichtspunkten. Vortrag auf dem Freiburger Infektiologie- und Infektionsgespräch, Kongress Febr. 2006. UKL Freiburg

Textilien in Pflegeeinrichtungen, Stand: 25.01.2013. Gütegemeinschaft sachgemäße Wäschepflege e.V. www.waeschereien.de

TRBA 250: 4.1.2.4 Organisatorische und hygienische Maßnahmen. Bundesgesetzblatt 7/2006

TRBA 250: 4.1.2.6 Organisatorische und hygienische Maßnahmen. Bundesgesetzblatt 7/2006

TRBA 250: 8. Zusammenarbeit von Arbeitgebern und Beschäftigten von Fremdfirmen. Bundesgesetzblatt 7/2006

TRBA 250: 9, 4 Impfangebote. Bundesgesetzblatt 7/2006

Verbund für Angewandte Hygiene e.V. (VAH) VAH-Liste, Stand 01.04.2012. mhp, Wiesbaden

Verbund für Angewandte Hygiene e.V. (VAH) (2012) Flächendesinfektion. Regeln zur Wiederbenutzung von desinfizierten Flächen mhp, Wiesbaden

So geht's richtig: Allgemeine Hygienemaßnahmen

6.1 Handschuhmanagement

Die »Technische Regel für Biologische Arbeitsstoffe« (TRBA 250) schreibt vor, dass den Beschäftigten, welche das Desinfizieren und Reinigen von Flächen durchführen, feste, flüssigkeitsdichte Handschuhe zur Verfügung zu stellen sind. Die Handschuhe müssen neben den o. g. Anforderungen auch beständig gegenüber den eingesetzten Desinfektionsmitteln und allergenarm sein. Handschuhe für Reinigungsarbeiten sollen einen verlängerten Schaft haben, der zu Stulpen geformt werden kann, damit das Zurücklaufen der kontaminierten Reinigungsflüssigkeit unter den Handschuh verhindert wird. Bei längerer Tragezeit können Baumwoll-Unterziehhandschuhe benutzt werden.

Die TRBA 250 erwähnt nicht, ob es sich um Haushaltshandschuhe oder Einmalhandschuhe handeln soll (Bundesarbeitsblatt 2006).

Empfehlenswert sind Einmalhandschuhe mit langem Schaft (Abb. 6.1). Haushalts- bzw. Stulpenhandschuhe müssten nach jeder Benutzung desinfiziert werden.

Wenn bei Reinigungs- und Desinfektionsarbeiten eines Patientenzimmers die o. g. Haushaltshandschuhe eingesetzt werden, müssten diese aus hygienischer Sicht, spätestens nach Toilettenreinigung (also nach Kontamination), in einem Reinigungs- und Desinfektionsgerät (RDG) aufbereitet werden.

Dieses Procedere hätten täglich alle Haushaltshandschuhe zu durchlaufen, das bedeutet, nicht nur die Handschuhe, die in »Isolierzimmern«, sondern auch bei allen »normalen« Patientenzimmern benutzt wurden.

Der täglichen Aufbereitung aller Haushaltshandschuhe liegt der Gedanke zugrunde, dass bei einem zunehmenden Teil der Patienten krankenhaushygienisch problematische Erreger festgestellt werden. Diese »besiedelten« Patienten sind nicht an den Bakterien erkrankt, aber tragen die Erreger permanent z. B. auf der Haut, oder scheiden diese aus wie z. B. Clostridien. Diese »asymptomatischen Träger« bzw. »Ausscheider« sind häufig nicht bekannt bzw. wissen es selbst nicht.

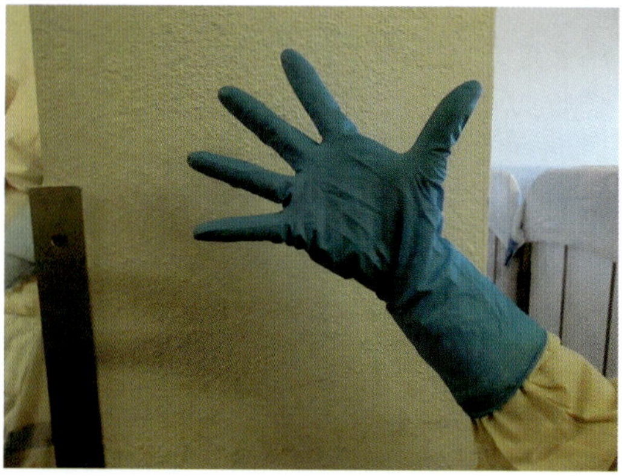

Abb. 6.1 Einmalhandschuh aus Nitril mit langem Schaft

Die arbeitstägliche Aufbereitung der Haushaltshandschuhe wäre zwar technisch machbar, jedoch mit einem hohen logistischen und finanziellen Aufwand verbunden, der in praxi nur schwer realisierbar scheint.

Oft arbeiten Reinigungsdienste mit Haushaltshandschuhen. Dabei ist immer wieder zu beobachten, dass diese kontaminierten Handschuhe, ohne gewechselt zu werden, über ganze Stationen oder gar Stockwerke getragen werden.

Die Praxis sieht in der Regel so aus, dass die Reinigungskraft mit einem drei oder vier Farben-Eimer-System arbeitet.

- Mit einem roten Reinigungstuch (nur für Toilette) wird die Toilette gesäubert,
- das Tuch in den Abwurfbeutel zur Reinigung gegeben und direkt im Anschluss
- fasst die Reinigungskraft mit den gleichen kontaminierten Handschuhen in den blauen Eimer (nur für Inventar), entnimmt ein blaues Reinigungstuch, wringt es aus und reinigt damit den Ess- und Nachttisch des Patientenzimmers (Abb. 6.2–Abb. 6.7).

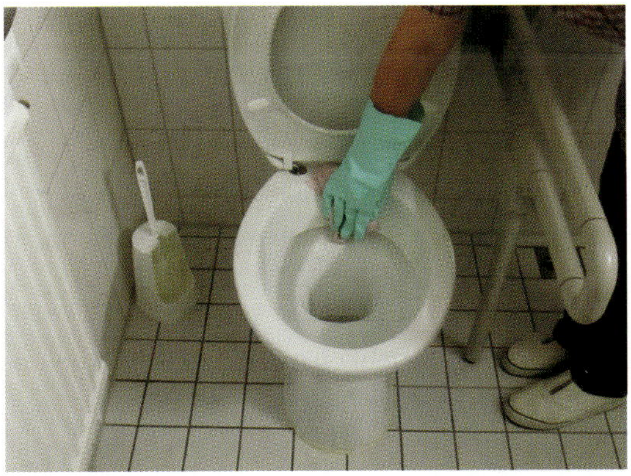

Abb. 6.2 Serie Negativbeispiele – So nicht! Falscher Workflow bei der Reinigung/ Desinfektion eines Patientenbadezimmers- beginnend mit der Toilette. Kontamination der Haushaltshandschuhe.

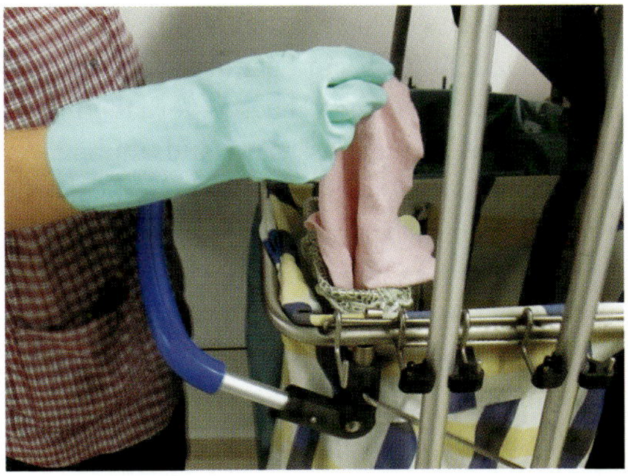

Abb. 6.3 Abwurf des roten Tuches in ein Wäschenetz…

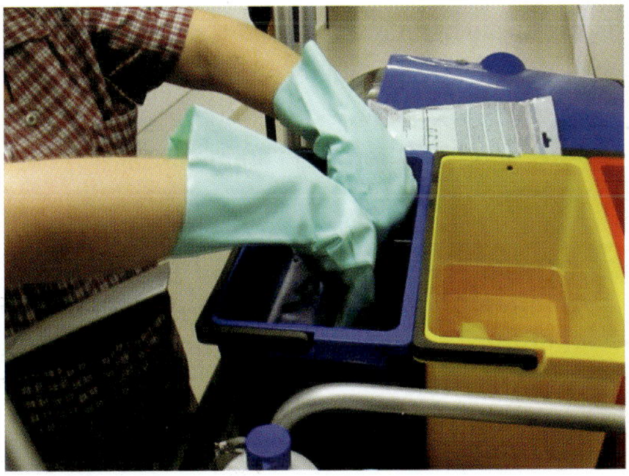

Abb. 6.4 Danach Tuchentnahme aus dem blauen Eimer (für Inventar). Jetzt sind durch die kontaminierten Haushaltshandschuhe die Lösung und weiteren Tücher im Eimer kontaminiert.

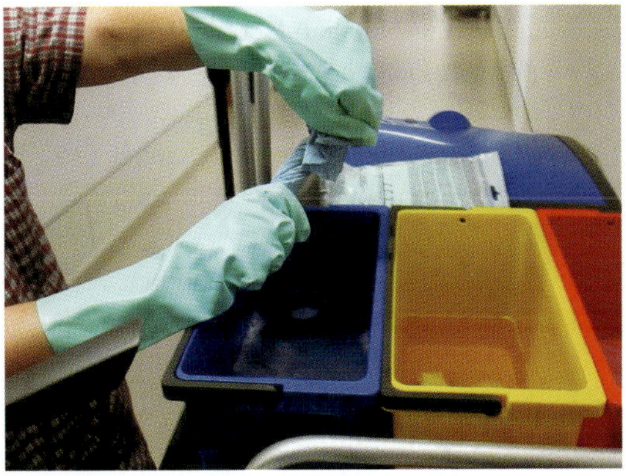

Abb. 6.5 Auswringen des Tuches mit kontaminierten Handschuhen.

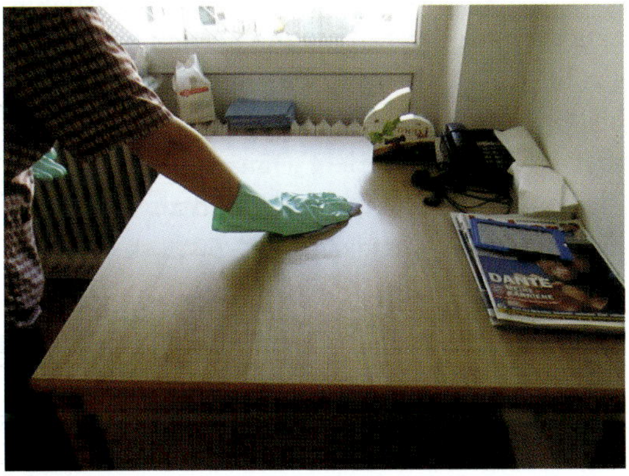

Abb. 6.6 Abwischen des Esstisches mit kontaminierten Haushaltshandschuhen aus der Toilette.

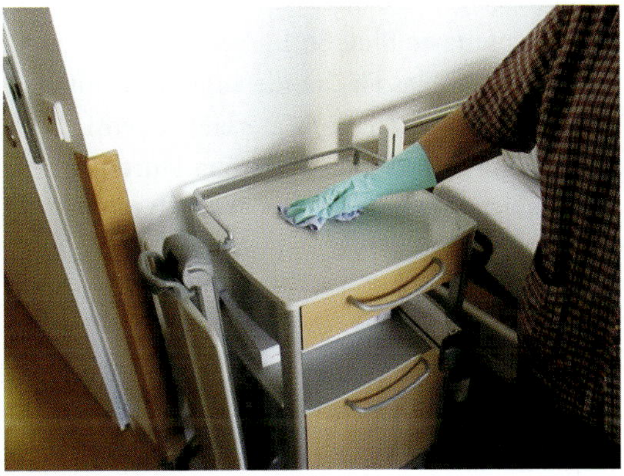

Abb. 6.7 Und Nachttisch

Nicht nur eine sehr unappetitliche Arbeitsweise, sondern auch eine garantierte Methode, Keime weiter zu tragen. Dieses Verhalten wird damit gerechtfertigt, dass die Handschuhe ja in die Eimer mit Desinfektionslösung eingetaucht werden, um ein neues Reinigungstuch zu entnehmen bzw. anzufeuchten und somit quasi »automatisch« mit desinfiziert werden.

Vielen Reinigungskräften ist nicht bewusst, dass ein Eintauchen der Haushaltshandschuhe für nur ca. 3 s nicht für eine Handschuhdesinfektion ausreicht.

Folgende Punkte sprechen dagegen, dass Haushaltshandschuhe beim Eintauchen in einen Eimer mit Desinfektionsmittel »mitdesinfiziert« werden:

- Manche Haushaltshandschuhe sind an den Handinnenflächen mit einem Profil versehen. Hier kann sich die Kontamination fixieren. Diese wird durch ein kurzes Eintauchen in eine Desinfektionslösung nicht gelöst.
- In der Praxis dauert das Eintauchen der Haushaltshandschuhe nur Sekunden, was nicht ausreicht für eine sichere Desinfektion.
- In den Eimern mit Desinfektionslösung kommt der »Eiweißfehler« zum Tragen. Auf allen Flächen, vor allem in der patientennahen Umgebung, befindet sich biologisches Material in Form von Bakterien, sichtbaren oder in kleinen Mengen vorhandenen Körperflüssigkeiten oder Ausscheidungen der Patienten wie Blut, Stuhl, Sekret oder Hautschuppen. Das Flächendesinfektionsmittel ist mit biologischem Material (Eiweiß) jedoch nur begrenzt belastbar. Durch das wiederholte Eintauchen der mit biologischem Material kontaminierten Haushaltshandschuhe verliert das Desinfektionsmittel mit der Zeit an Wirksamkeit und die Lösung wird so im schlimmsten Fall selbst zum »Nährmedium« für Bakterien.

» Reinigungs- und Desinfektionslösungen, in die der Wischlappen nach Abwischen von Flächen wieder eingetaucht wird, sind schnell mit Erregern kontaminiert. [...] Eine fortlaufende Anwendung dieser Lösung führt zu einer Weiterverbreitung von Mikroorganismen auf nachfolgend gewischte Flächen. (KRINKO 2004) «

Dieser Effekt entsteht ebenso beim wiederholten Eintauchen der Haushaltshandschuhe. Nicht nur die Reinigungstücher, sondern auch die Haushaltshandschuhe sind kontaminiert und führen so zu einer Weiterverbreitung von Krankheitserregern.

» Bei Häufungen von MRSA, VRE und Clostridium difficile bedingten nosokomialen Infektionen können nicht sachgerecht durchgeführte Reinigungs- und Desinfektionsverfahren als Infektionsquelle in Betracht kommen. (KRINKO 2004) «

Bezogen auf KRINKO ist das Arbeiten mit geeigneten Einmalhandschuhen bei Reinigungs- und Desinfektionsarbeiten alternativlos.

6.1.1 Einmalhandschuhe gut geeignet

Den Reinigungsdiensten steht für die Reinigung oder Desinfektion von Patientenzimmern nur eine sehr begrenzte Zeit zur Verfügung, durchschnittlich ca. 10 min. In Isolierzimmern und bei einer Schlussdesinfektion sollte etwas mehr Zeit eingeplant werden. Danach sind die Einmalhandschuhe auszuziehen und zu verwerfen. Die o. g. Forderung der TRBA 250 nach Chemiebeständigkeit kommt bei dieser kurzen Arbeitszeitspanne mit verdünnten Chemikalien nicht voll zum Tragen. Die »verdünnte Chemie« (z. B. Desinfektionslösung 0,5%) kann in dieser kurzen Zeit dem Handschuhmaterial nicht schaden.

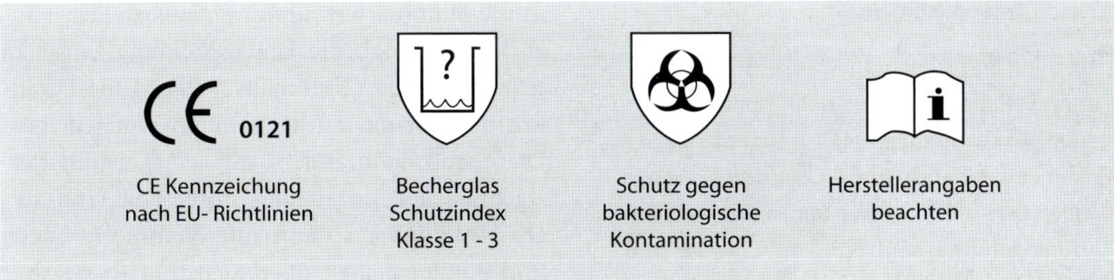

Abb. 6.8 Piktogramme Schutzhandschuhe – eingeschränkter Chemikalienschutz

Die Europäische Norm DIN EN 374 »Schutzhandschuhe gegen Chemikalien und Mikroorganismen«, 2004 beschreibt einen Eignungstest unter Laborbedingungen für Schutzhandschuhe. Dieser besagt, dass mit Prüfchemikalien die Durchbruchzeit (Handschuhmaterial wird undicht) eines Schutzhandschuhs bestimmt werden kann (Bunzel, BG Chemie).

Entsprechend den ermittelten Durchbruchzeiten wird jeweils die Leistungsklasse in 6 Stufen festgelegt. Klasse 1 bedeutet dabei eine gemessene Durchbruchzeit von über 10 min, Level 2 von über 30 min usw. und erfüllt somit nach EN 374-2 den Standard »eingeschränkter Chemikalienschutz«, der für die o. g. Zeitfenster (Reinigung eines Patientenzimmers, Isolierzimmer) ausreichend ist. Einmalhandschuhe, geprüft nach EN 374-2, sind einem Luft-Leck-Test, einem Wasser-Leck-Test und einer Sichtprüfung zu unterziehen (Bunzel, BG Chemie; VDSI).

Einmalhandschuhe sollten den Mindeststandard von Level 2 besitzen (Abb. 6.8).

Bei Zytostatikaunfällen in Patientenzimmern ist das Tragen herkömmlicher Einweghandschuhe nicht geeignet. Der Sicherheitsbeauftragte bzw. die Hygieneabteilung ist bei der Handschuhauswahl zu konsultieren, welche Handschuhe im Krankenhaus zur Verfügung stehen (▶ Kap. 7: Zytostatikakontaminationen, CSH Chemiekalienschutzhandschuh).

Checkliste für die Nutzung von Einmalhandschuhen

- Reinigungsdienste sollten mit entsprechenden Einmalhandschuhen, z. B. Nitril (Fassung 2004, EN 374-2, »eingeschränkter Chemikalienschutz«, Level 2), mit langem Schaft arbeiten sowie einen konsequenten Handschuhwechsel nach Abschluss der Arbeit vornehmen.
- Die Handschuhe werden nach der Reinigungs- oder Desinfektionsarbeit im Patientenzimmer vor Verlassen des Zimmers (vor Anfassen der Türklinke) ausgezogen und im Zimmer entsorgt.
- Nach dem Ausziehen der Handschuhe erfolgt stets eine hygienische Händedesinfektion. Der Reinigungswagen kann somit auch nicht kontaminiert werden.
- Ein gut geschulter Reinigungsdienst arbeitet auch über Kopf nur mit arbeitsfeuchten, nicht tropfenden Reinigungstüchern, so dass den »Stulpen« der Haushaltshandschuhe (s. o.) keine Bedeutung mehr zukommt.

Eine Desinfektion der behandschuhten Hand mit Händedesinfektionsmittel wird nicht empfohlen. Das Händedesinfektionsmittel tropft sofort ab. Die remanente Wirkung, die Händedesinfektionsmittel auf der Haut erzielen, findet nicht statt (KRINKO 2000).

Tipp

In allen Bereichen von Krankenhäusern, in denen Patienten untersucht, behandelt und gepflegt werden, empfiehlt sich das Tragen von Einmalhandschuhen. Natürlich auch in allen Bereichen, wo kontaminierte Arbeiten durchzuführen sind. Für jedes Zimmer sind frische Handschuhe anzuziehen, die vor Verlassen des Zimmers entsorgt werden.

Kampf (2008) beschreibt z. B., dass das Bakterium Clostridium difficile, welches schwere Darm- und Durchfallerkrankungen verursachen kann, auch über Handschuhe auf Kontaktflächen übertragen wird.

Dieses Beispiel des asymptomatischen Keimträgers zeigt, wie bereits erwähnt, die Notwendigkeit, dass die Reinigungskräfte bei ihren Tätigkeiten in allen Patientenzimmern Einmalhandschuhe tragen und diese vor Verlassen des Zimmers, vor Anfassen der Türklinke, ausziehen sollten. Hierdurch wird auch die Kontamination des Reinigungswagens vermieden.

In allen anderen Bereichen von Gesundheitseinrichtungen, in denen die Behandlung und Betreuung der Patienten nicht im Vordergrund stehen, z. B. Eingangsbereich, Flure, Treppenhäuser, Büroräume, können Haushaltshandschuhe getragen werden (Abb. 6.9).

6.2 Workflow Patientenbadezimmer – falsche Beispiele von Reinigungsunternehmen

Sofern ein Reinigungsdienst schriftliche Arbeitsanweisungen für seine Mitarbeiter erarbeitet hat, sind diese, um viel Text zu vermeiden und z. T. wegen sprachlicher Schwierigkeiten, in bildhafter Darstellung und einer Reihenfolgenummerierung versehen. Hierbei wird versucht, möglichst alle Gegenstände und Flächen, die vertraglich vereinbart wurden, zu bearbeiten und in die Nummerierung mit einzubeziehen. Hinzu kommt noch die Unterscheidung zwischen einer täglichen (Unterhalts-) Reinigung/Desinfektion oder nur an bestimmten Wochentagen. Diese sind dann anders, mit LV (Leistungsverzeichnis) gekennzeichnet. Insgesamt sind solche Abbildungen dann mit Nummerierungen und Sonderzeichen überladen. Ein festgelegter Arbeitsablauf der Reinigung oder Desinfektion ist aus infektionspräventiver Sicht unerlässlich. Es ist jedoch gleich, ob z. B. zuerst die Türklinke innen, dann außen, danach der Lichtschalter, dann die Heizung usw. bearbeitet werden. Zu bezweifeln ist auch, dass eine Reinigungskraft sich die Nummerierung merken und einhalten wird (Abb. 6.10).

Bei Abb. 6.10 fällt noch Folgendes auf:

- In der Nummerierung wird die Toilette übergangen. Das Toilettenzubehör Spülmechanismus, Toilettenbürste und Toilettenpapierhalterung sind aufgeführt. Das bedeutet aber auch, dass die Reinigung bzw. Desinfektion dieser kontaminierten Teile des Toilettenzubehörs vor der Reinigung bzw. Desinfektion der Dusche durchgeführt wird. Somit wird auch der gesamte Bereich der Dusche kontaminiert.
- Die Toilette ist auf einem gesonderten Blatt aufgeführt. Die Reihenfolge der Reinigung bzw. Desinfektion ist allerdings falsch dargestellt (Abb. 6.11, Abb. 6.12).

Die Reinigung und Desinfektion der Patientenzimmer werden meistens im Badezimmer mit der Toilette begonnen. Hier wird zuerst Toilettenreiniger in die Toilettenschüssel gegeben, dann mit der Toilettenbürste der Reiniger eingearbeitet. Die Toilettenbürste verbleibt in der Schüssel – »der Toilettenreiniger muss einwirken, auch auf die Bürste«. Wenn täglich die Toilette mit Toilettenreiniger gereinigt wird, darf bezweifelt werden, ob ein »Einwirken« notwendig ist. Durch das Arbeiten in der Toilette werden die Handschuhe (meistens noch Haushaltshand-

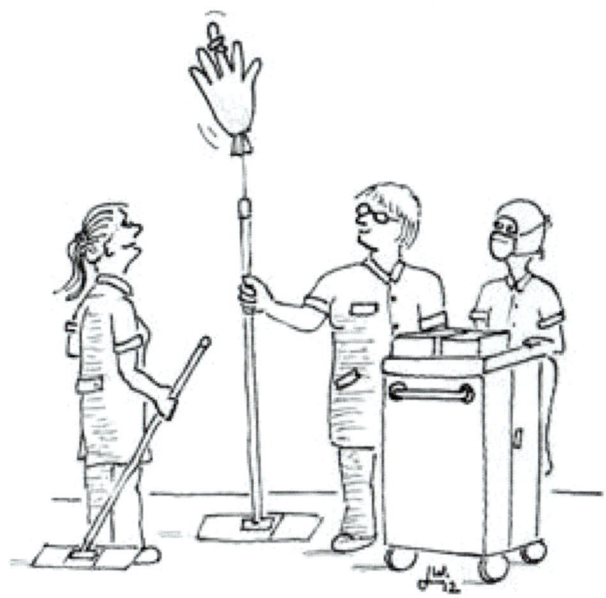

Der Fingerknoten? - zur Erinnerung:

– Zimmer fertig: Handschuhe vor Berühren der Türklinke aus und Händedesinfektion

– Neues Zimmer: frische Handschuhe an

Abb. 6.9 Fingerknoten

schuhe) massiv mit Darmkeimen kontaminiert (Abb. 6.12).

Die Toilette ist wie folgt zu reinigen bzw. zu desinfizieren (Abb. 6.13):

Empfohlene Reihenfolge der Toilettenreinigung

- Toilettenspülarmatur
- Haltegriff
- Toilettenpapierhalterung
- Oberseite des Toilettendeckels
- Unterseite des Toilettendeckels
- Oberseite der Toilettenbrille
- Unterseite der Toilettenbrille
- Innenseite des Toilettenbeckens mit Toilettenbürste bearbeiten
- Toilettenbürstenhalterung
- Außenseite des Toilettenbeckens

Nun sind in der Praxis zwei Möglichkeiten bzw. Arbeitsweisen zu beobachten:

- Damit der Toilettenreiniger »einwirken« kann, wird mit diesen kontaminierten Handschuhen das restliche Badezimmer etwa in der gezeigten Reihenfolge gereinigt (Abb. 6.14). Hierbei werden auch private Gegenstände der Patienten wie

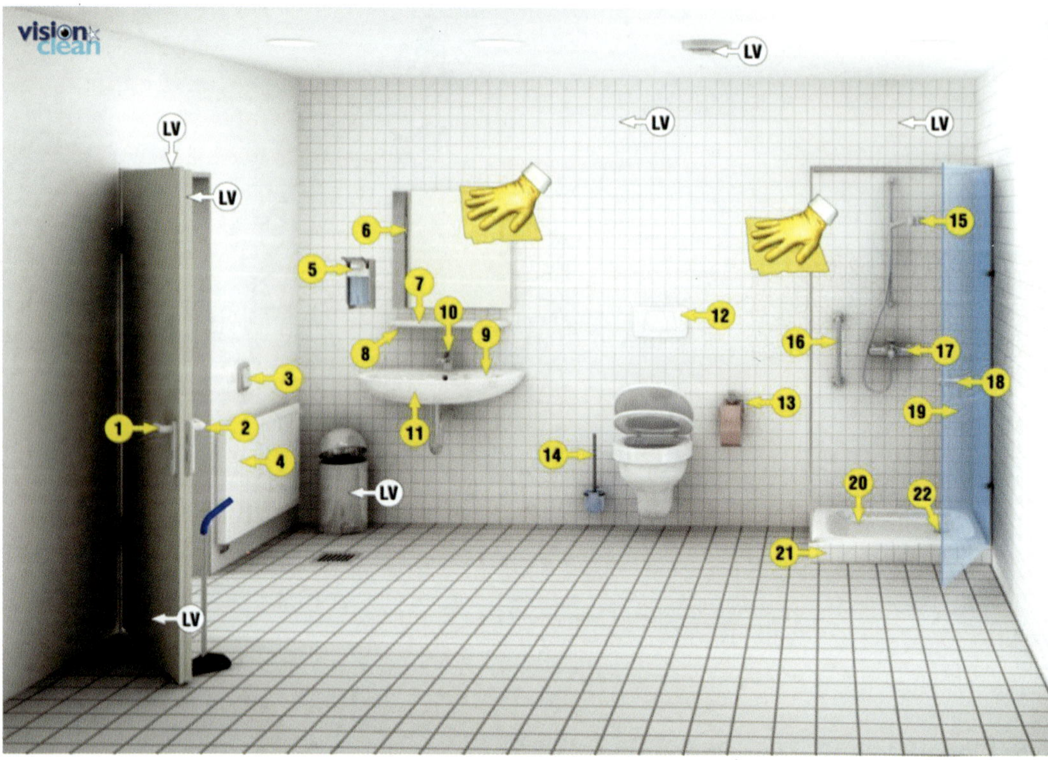

■ **Abb. 6.10** Beispiel 1 Häufige und falsche Reihenfolge. Nummerierungseintrag durch einen Reinigungsdienst. Graphik Peter Hennig, VisionClean

Zahnputz- oder Prothesenbecher angefasst bzw. zur Seite geschoben, aber eben auch kontaminiert.

- Danach bearbeitet die Reinigungskraft das Patientenzimmer mit den gleichen Handschuhen.
- Oder die Reinigungskraft geht nach der Bearbeitung der Toilette (Toilettenreiniger muss einwirken) mit den kontaminierten Handschuhen direkt in das Patientenzimmer und arbeitet dort u. a. am Esstisch weiter. Nachdem das Patientenzimmer bearbeitet wurde (Staubwischen oder Wischdesinfektion) geht die Reinigungskraft in das Badezimmer zurück und setzt dort ihre Arbeit fort. Zum Abschluss wird mit der Toilettenbürste nochmals die Toilette bearbeitet und die Bürste in die Halterung gegeben.

Beide Möglichkeiten garantieren ein Weitertragen der Darmkeime vom Badezimmer in das Patientenzimmer.

6.3 Workflow Patientenzimmer – falsche Beispiele von Reinigungsunternehmen

Die gezeigte Reihenfolge ist verwirrend. In ■ Abb. 6.14 ist unklar, warum z. B. beim Bett nur der Haltegriff und nicht die Mechanik des Bettgestells eine Nummer trägt. Normalerweise wird das Gestell auch von der Reinigungskraft mit gereinigt. Oder am Nachttisch ist nur der Schubladengriff nummeriert und nicht die Ablage darunter oder darunter der Türgriff. Es ist auch unerheblich, ob die äußere und dann erst

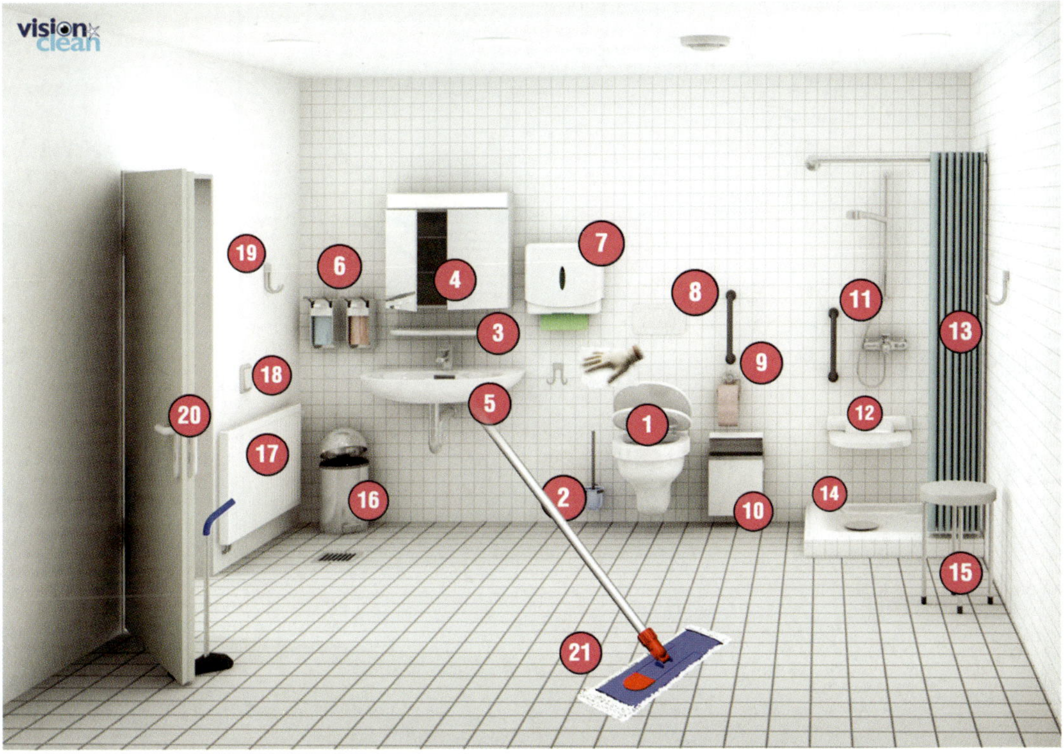

Abb. 6.11 Beispiel 2 "Der Klassiker Nr. 1", Reinigung/ Desinfektion des Patientenbadezimmers- beginnend mit der Toilette. Nummerierungseintrag durch einen Reinigungsdienst. Graphik Peter Hennig, VisionClean

die innere Türklinke gereinigt oder desinfiziert wird (Abb. 6.15).

Es wäre zu überlegen, bei der Reihenfolge einer Zimmerreinigung oder Desinfektion nicht mehr jeden einzelnen Gegenstand zu markieren und zu nummerieren, sondern mit zu bearbeitenden »Zonen« Schwerpunkte festzulegen. Die gut geschulte Reinigungskraft arbeitet ohnehin von oben nach unten und muss nur noch auf die Reihenfolge der »Zonen« achten (Abb. 6.16).

Für Schulungen der Reihenfolge einer Zimmerreinigung bzw. Desinfektion könnten farbige Zonen einprägsamer sein als die zahlreichen Nummerierungen. Zone 1: das hygienisch Wichtigste usw. Beispielsweise: blaue Zone 1: Waschplatz; grüne Zone 2: die Dusche; gelbe Zone 3: die Tür mit Türkliniken, Lichtschalter, Heizung; orangene Zone 4: Abfalleimer; rote Zone 5: Toilettenbereich; Zone 6: der Fußboden. In jeder Zone wird von oben nach unten gearbeitet, wobei das Tuch mehrfach gefaltet, d. h. mit verschiedenen sauberen Flächen gearbeitet wird. Beim Fußboden wird zur Tür hin gearbeitet.

Tipp

In einem Patientenzimmer mit Bad wird immer zuerst das Patientenzimmer dann das Bad, zuletzt die Toilette und der Fußboden des Bades gereinigt oder wischdesinfiziert. Während der Tätigkeit ist auf das Wenden der textilen Reinigungstücher zu achten, so dass immer frische Tuchflächen zum Einsatz kommen. Vier Wendeflächen sind realistisch und praktisch durchführbar.

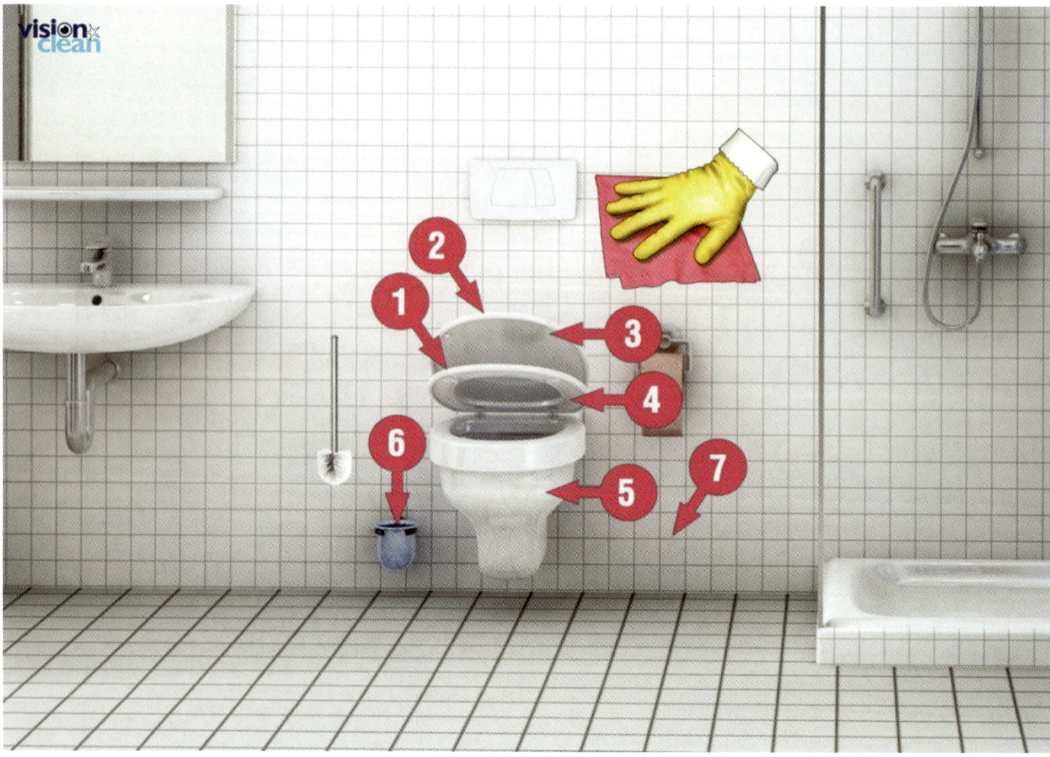

Abb. 6.12 Falsche Reihenfolge der Toilettenreinigung und Nummerierungseintrag durch einen Reinigungsdienst. Graphik Peter Hennig, VisionClean

6.3.1 Korrekter Arbeitsablauf im Patientenzimmer

Auch hier könnten anstelle der Nummerierung hygienische Schwerpunkte gesetzt werden. Die tägliche Praxis zeigt, dass ein Patient jederzeit in seinem Patientenzimmer von einem Arzt zu einem Gespräch oder einer Untersuchung aufgesucht werden kann. Dann muss die Reinigungskraft das Patientenzimmer verlassen. Oder der Patient muss ad hoc in die Diagnostik gebracht werden. Wenn die o. g. Situation eintritt und der Patient im Bett abgeholt und zur Diagnostik gefahren wird, hat die Reinigungskraft im Patientenzimmer z. B. mit der Fensterbank begonnen, unwichtige Gegenstände zu bearbeiten. Viel wichtiger wäre es mit dem Patientenbett zu beginnen. Wird der Patient im Bett abgeholt, wären zumindest die Kontaktflächen am Patientenbett keimarm oder desinfiziert. Dies wäre eine hygienische Hilfe für das Transportpersonal und das Personal in der Diagnostik, das mit dem Bett ebenfalls in Kontakt kommt. Wenn der Patient in der Diagnostik ist bzw. das Zimmer verlassen hat, kann die Reinigungskraft den Nachttisch und die anderen Gegenstände in der üblichen Reihenfolge bearbeiten.

Bei einer Einteilung in Zonen mit Nummern: Zone 1 – das Wichtigste: Bett bzw. Bettplatz inklusive Nachttisch, Zone 2 – Waschplatz usw. (Abb. 6.17). In den Zonen wie im gesamten Zimmer wird vom Fenster zur Tür hin und von oben nach unten gereinigt und desinfiziert.

Wenn ein Schrank speziell für Pflegeartikel vorhanden ist, sollte abgeklärt werden, ob dieser im Leistungskatalog des Reinigungsdienstes mit enthalten ist, oder ob der Schrank vom Pflegedienst gereinigt wird. Wenn der Pflegeartikelschrank mit gereinigt wird, so wird für diesen ein frisches Reinigungstuch verwendet.

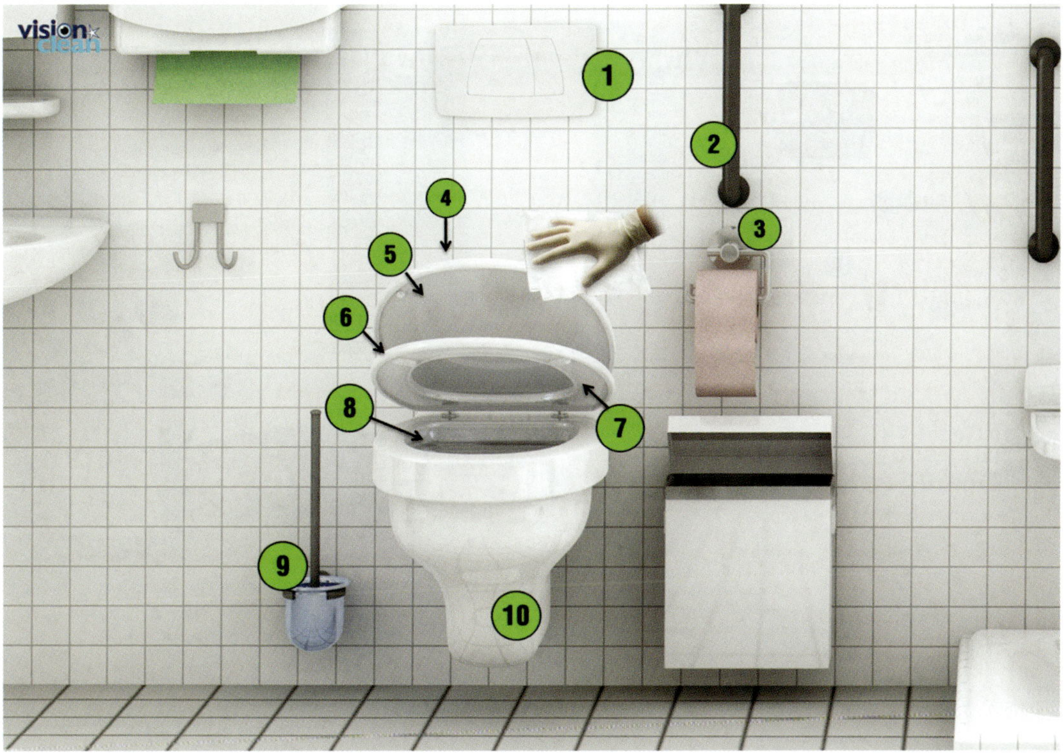

Abb. 6.13 Empfohlene Reihenfolge der Toilettenreinigung. Graphik Peter Henning VisionClean

6.4 Reinigung und Desinfektion patientennaher Flächen – Textile oder Einmalvliestücher

Ebenso wie die Bearbeitung des Fußbodens kann auch die allgemeine Reinigung und die Wischdesinfektion patientennaher Flächen mit unterschiedlichen Systemen (Textiltücher oder Einmalvliestücher) durchgeführt werden.

Tipp

Die Desinfektion der patientennahen Flächen wird ausschließlich mit der Wischdesinfektion vorgenommen. Verantwortungsbewusste Reinigungsdienste führen keine Sprühdesinfektionen mehr durch.

6.4.1 Textile Reinigungstücher

Bei den textilen Reinigungstüchern herrscht immer noch das drei oder vier Farben-Eimer-System vor. Auf dem Reinigungswagen befinden sich drei oder vier verschiedenfarbige Eimer, in denen gleichfarbige Reinigungstücher entweder bereits liegen oder eingetaucht werden.

- Blauer Eimer mit blauen Tüchern zur Bearbeitung des Inventars im Patientenzimmer, z. B. der Esstisch.
- Gelber Eimer mit gelben Tüchern zur Bearbeitung des Patientenbadezimmers: Dusche, Kacheln, Waschbecken etc. Das Reinigungsmittel im gelben Eimer enthält kalklösende Substanzen.
- Roter Eimer mit roten Tüchern zur Bearbeitung der Toilette und des Spritzbereiches der Toilette. Im roten Eimer befindet sich

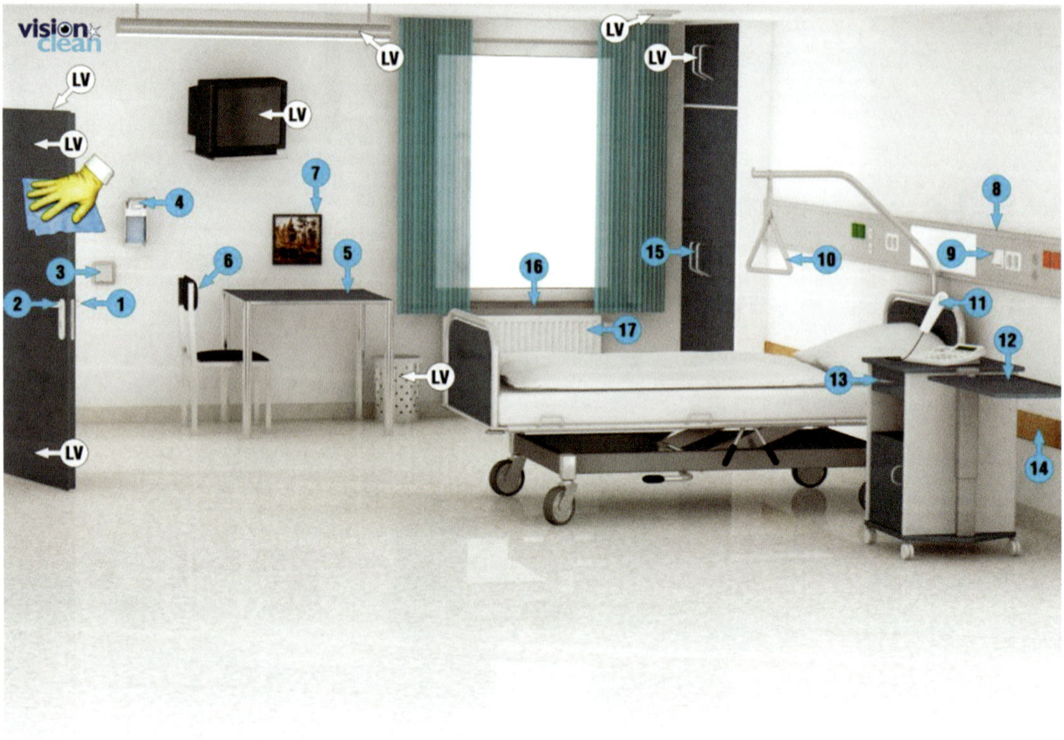

Abb. 6.14 Falsche und überladene Reihenfolgenummerierung einer Reinigung/ Desinfektion. Nummerierung durch einen Reinigungsdienst. Graphik Peter Hennig VisionClean

das gleiche Reinigungsmittel wie im gelben Eimer. Zur Reinigung der Toilette wird noch Toilettenreiniger aus einer separaten Flasche verwendet.

- Weißer Eimer mit weißen Tüchern für besondere Desinfektionsarbeiten (bei manchen Reinigungsunternehmen auch zur Desinfektion von Haushaltshandschuhen).

Die Benutzung zwei verschiedenfarbiger Eimer mit dem gleichen Inhalt wird zum einen mit dem besseren Verstehen der Reinigungskräfte erklärt. Es findet gedanklich eine Trennung zwischen Toilette und anderen Bereichen im Badezimmer statt. Zum anderen mit der Praktikabilität, d. h. mit dem Fassungsvermögen der Eimer für die Reinigungstücher. Ein Eimer in der üblichen Größe fasst nicht ausreichend Reinigungstücher für den täglich zu bearbeitenden Bereich einer Reinigungskraft. Sie müsste ihren Arbeitsfluss unterbrechen, um neue Reinigungstücher zu holen.

Zusätzlich kann sich z. B. ein weißer oder grüner Eimer mit gleichfarbigen Tüchern und mit dem in der Einrichtung üblicherweise verwendeten Desinfektionsmittel, meistens in einer Konzentration von 0,5%, auf dem Reinigungswagen befinden. Dieser Eimer kann notwendig sein, wenn z. B. in einem »normalen« Patientenzimmer Kontaminationen mit Körperflüssigkeiten oder Ausscheidungen beseitigt werden müssen. Häufig werden diese Eimer mit Desinfektionsmittel auch zur Desinfektion der Haushaltshandschuhe benutzt.

Vier verschiedenfarbige Eimer und die dazugehörigen farbigen Tücher können für eine Rei-

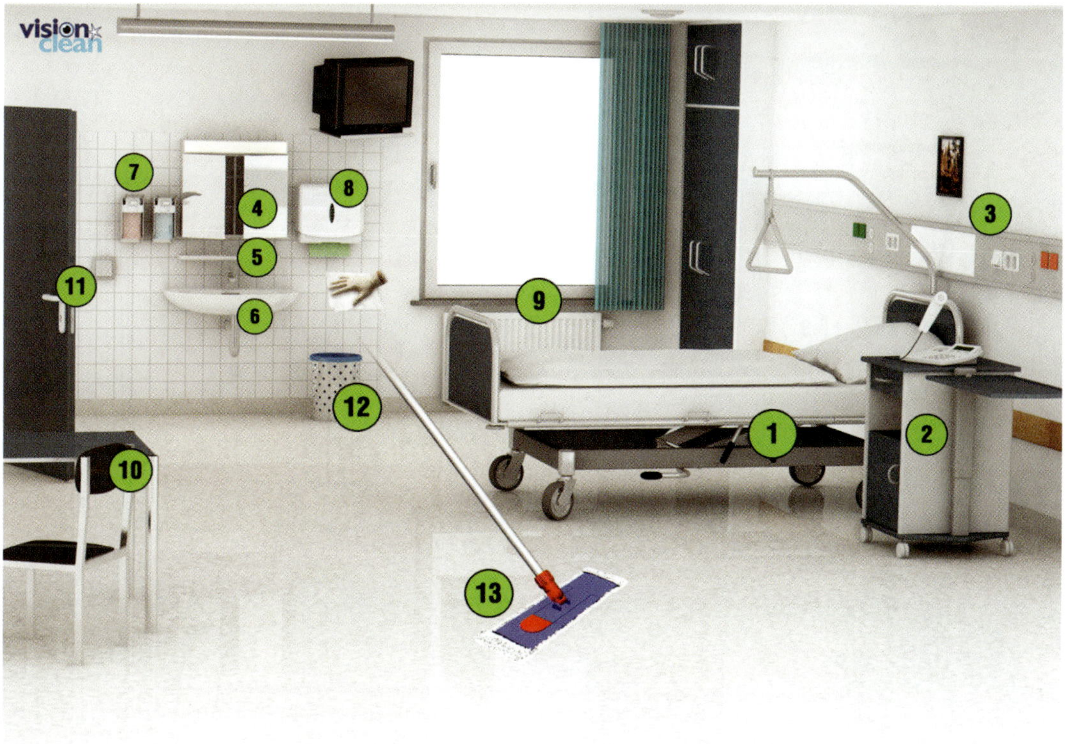

Abb. 6.15 Empfohlene Reihenfolge der Reinigung oder Desinfektion eines Patientenzimmers. Graphik Peter Henning VisionClean

nigungskraft verwirrend sein, was die Praxis oft zeigt.

Das Farben-System entstammt offenbar einer Zeit, als in Krankenhäusern noch wie im privaten Umfeld gereinigt wurde. Ein Tuch wurde nach Benutzung wieder in die Reinigungs-Desinfektionslösung eingetaucht, ausgewrungen und wieder verwendet. Mit den unterschiedlichen Farben sollte vermieden werden, dass ein Reinigungstuch, mit dem die Toilette gesäubert wurde, nicht anschließend zur Reinigung des Esstisches im Patientenzimmer benutzt wird.

Das Farben-System dient heute der Unterscheidung bezüglich des Eimerinhalts. Seit ein Reinigungstuch nur einmal in die Reinigungs- bzw. Desinfektionslösung eingetaucht, benutzt und danach in die Wäsche gegeben wird, ist das Farben-System in der herkömmlichen Form nicht mehr zwingend notwendig.

Vorstellbar wäre:

Die kalklösliche Reinigungslösung, mit der im gesamten Patientenbadezimmer gearbeitet wird (Dusche, Kacheln, Waschbecken, Toilette), wird in einem gelben (größeren) Eimer bevorratet. Im roten Eimer kann Flächendesinfektionsmittel vorgehalten werden. Der rote Eimer mit dem Flächendesinfektionsmittel muss mit Deckel und entsprechender Beschriftung (Desinfektionsmittel, Konzentration, Datum) versehen sein.

Weiterhin könnte ausschließlich mit weißen Tüchern gearbeitet werden.

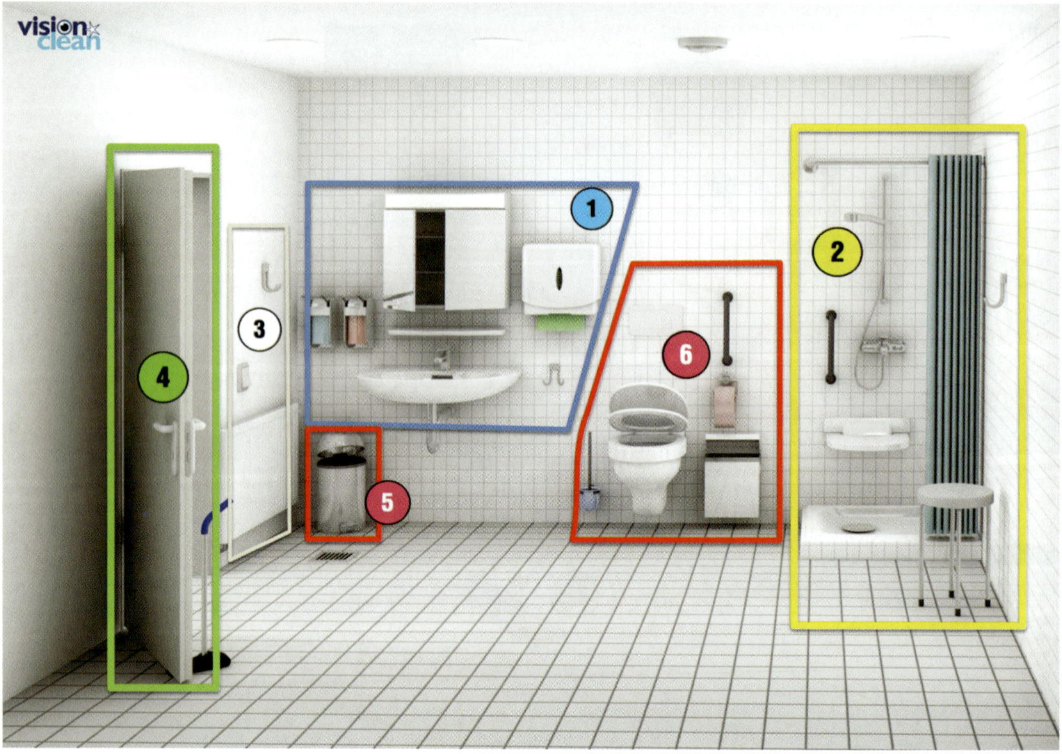

Abb. 6.16 Empfehlung – Reihenfolge der Reinigung/ Desinfektion eines Patientenbadezimmers unterteilt in farbige Zonen. Graphik Peter Hennig, VisionClean

- Blauer Eimer für das Inventar des Patientenzimmers mit entsprechendem Reinigungsmittel
- Gelber Eimer für das Patientenbadezimmer mit Kalklöser
- Roter Eimer für Flächendesinfektionsmittel

Die Reinigungsdienste lagern zusätzlich auf dem Wagen Boxen oder in Schubladen Bezüge, mit in hausüblichem Flächendesinfektionsmittel 0,5%iger Konzentration getränkten Bezügen. Diese Box wird mitgeführt, falls sichtbare Kontaminationen und Ausscheidungen auf dem Fußboden entfernt werden müssen.

Weiterhin werden Bezüge mitgeführt, die ebenso wie in den gelben oder roten Eimern ein Kalklöser enthalten, um den Fußboden des Badezimmers zu reinigen. In dieser Box könnten ausreichend »Ersatzreinigungstücher« gefaltet und vorgetränkt bevorratet werden, für den Fall, dass die Tücher im gelben Eimer nicht ausreichen.

Also insgesamt weniger Verwirrung durch ein verschlanktes Farben-System. Bei nur drei Eimern wäre damit noch etwas Platz auf dem ohnehin engen Wagen gewonnen.

Immer wieder wird behauptet, die Patienten würden durch das Farben-System erkennen, dass verschieden farbige Tücher nur für bestimmte Flächen benutzt werden. Sie würden das Farben-System leichter akzeptieren und als ein saubereres Arbeiten empfinden. Außerdem würden die Reinigungskräfte auf diese Weise nicht verwechseln, dass z. B. ein rotes Tuch (Toilette) nicht für Inventar (Esstisch) benutzt wird.

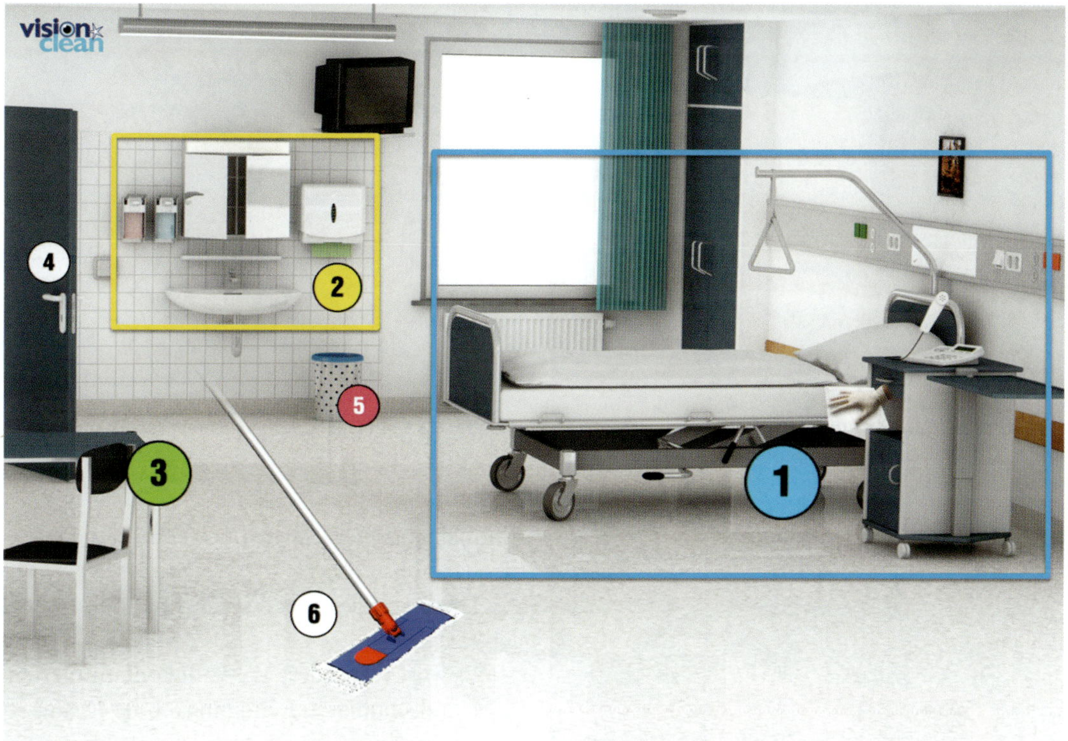

Abb. 6.17 Patientenzimmer. Empfehlung – Arbeitsablauf in Zonennummerierung. Graphik Peter Hennig, VisionClean

Meine Beobachtungen sind andere. Zu dem Farben-Eimer-System werden die jeweiligen verschiedenfarbigen Tücher verwendet. Hersteller von Reinigungsutensilien wie Reinigungsdienste verteidigen dieses System.

Die Argumentation, dass die Patienten mit einem Farben-System besser die korrekte Arbeitsweise beobachten können, kann Folgendes entgegengehalten werden. Die Patienten müssen beim Beobachten genau aufpassen, welches farbige Tuch für welche Fläche benutzt wird. Dies ist für manche (desorientierte) Patienten nicht einfach. Ein bettlägeriger Patient, der beobachtet, wie eine Reinigungskraft drei verschieden farbige Tücher mit ins Patientenbadezimmer nimmt, um korrekt zu arbeiten (blau für Inventar z. B. Spiegelschrank, gelb für Kacheln etc., rot für die Toilette), weiß nicht, welches Tuch für welche Fläche benutzt wird.

Zu hinterfragen wäre, ob es denn nicht einfacher und leichter zu merken ist, wenn immer ein frisches Tuch genommen wird, welches je nach Flächengröße gefaltet, nur für eine Fläche benutzt und danach in die Wäsche gegeben wird – das Tuch wird nicht wieder eingetaucht!

Die Reinigungstücher in Reinigungs- oder Desinfektionslösung anzufeuchten, wird bisher immer noch häufig mit zweierlei Techniken durchgeführt (▶ Abschn. 6.1: Handschuhmanagement).

- Eine bestimmte Anzahl von Reinigungstüchern wird in die Eimer gegeben, so dass diese Tücher quasi in den Eimern schwimmen und je nach Bedarf mit kontaminier-

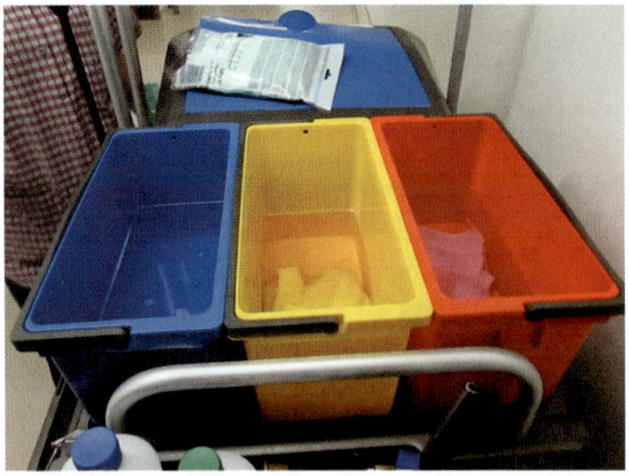

Abb. 6.18 Tücher in Reinigungs- oder Desinfektionslösung schwimmend Negativebeispiel (I)

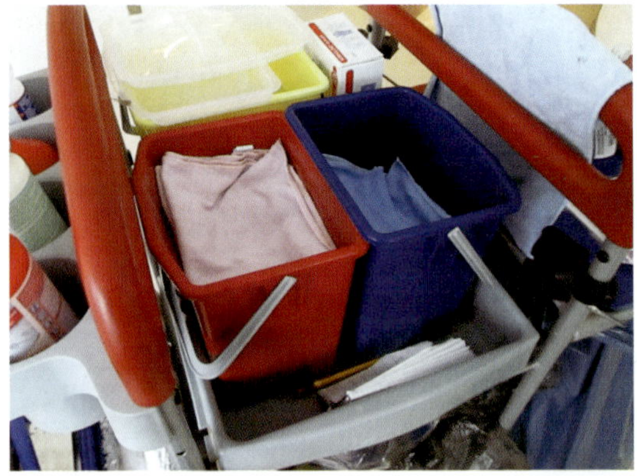

Abb. 6.20 Gefaltete, vorbefeuchtete Tücher korrekt

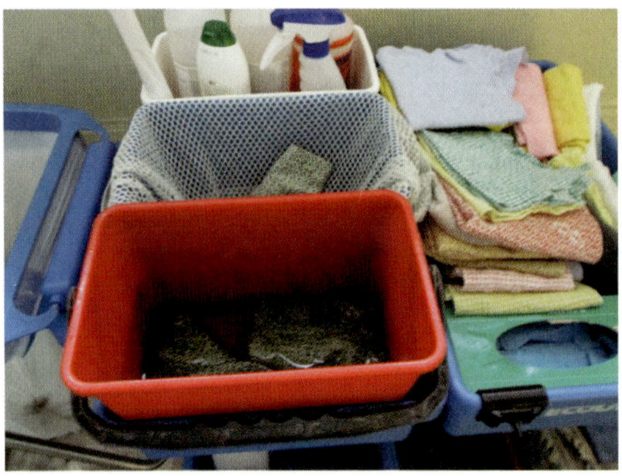

Abb. 6.19 Tücher in Reinigungs- oder Desinfektionslösung schwimmend (II)

ten Handschuhen entnommen werden (Abb. 6.18, Abb. 6.19).
- Trockene Tücher werden mit kontaminierten Handschuhen (ohne Handschuhwechsel) in der Lösung angefeuchtet.

Werden textile Reinigungstücher eingesetzt, ist die Lagerung der Reinigungstücher in gefalteter Form empfehlenswert. Dann wird eine genau bemessene Menge Reinigungs- oder Desinfektionslösung in den Eimer gegeben. Die Tücher saugen sich zur Arbeitsnässe voll. So kann gezielt jeweils nur ein arbeitsfeuchtes Tuch mit frischen Einmalhandschuhen von oben entnommen werden (Abb. 6.20).

Dies hat gegenüber der o. g. Methode zweierlei Vorteil:
- Es wird verhindert, dass mit kontaminierten Handschuhen in Reinigungs- oder Desinfektionslösung gefasst wird, um ein bereits darin liegendes Reinigungstuch zu entnehmen und damit die Lösung kontaminiert wird.
- Es kann nicht mehr vorkommen, dass mit kontaminierten Handschuhen ein frisches Tuch in bakteriell verunreinigter Reinigungs- oder Desinfektionslösung eingetaucht und damit kontaminiert wird.

6.4.2 Einmalvlies-Reinigungstücher

Immer mehr Pflegeteams und Einrichtungen gehen dazu über, zur Desinfektion patientennaher Flächen, mit Desinfektionsmittel getränkte Einmalvliestücher zu benutzen. Es spricht nichts dagegen, dass auch der Reinigungsdienst mit vorgetränkten Vliestüchern die patientennahen Flächen reinigt oder eine Wischdesinfektion durchführt.

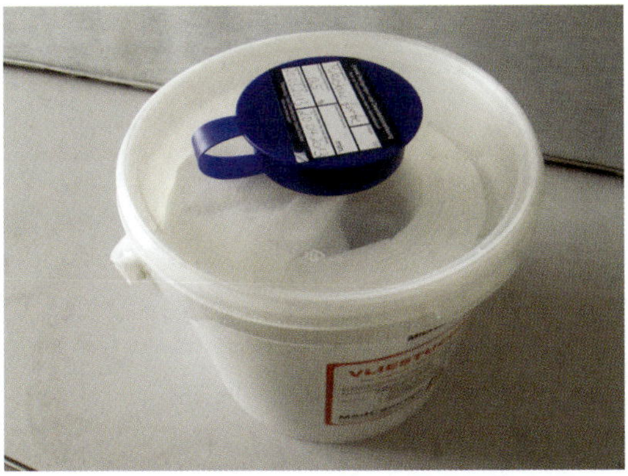

Abb. 6.21 Einmalvliestuch in rundem Behälter mit transparentem Deckel

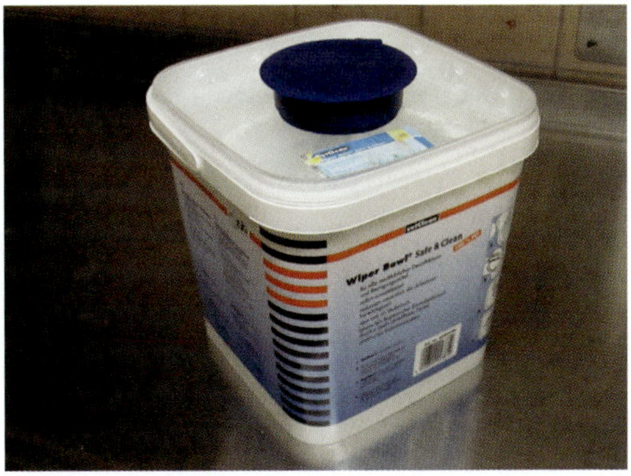

Abb. 6.22 Einmalvliestuch in viereckigem Behälter mit transparentem Deckel

Anleitung zur Vorbereitung (Einrichten) des Reinigungsvlieses:

- Die Vliestuchrolle wird in die Tuchspendesysteme gegeben.
- Flächendesinfektionsmittel, welches in der Einrichtung verwendet wird, mit dem dezentralen Dosiergerät in der richtigen Menge dazu einfüllen (Herstellerangaben beachten!)
- Das Tuchspendesystem mit Desinfektionsmittelname, Konzentration, Standzeit beschriften (Abb. 6.21).
- Praxistipp: Ideal ist ein transparenter Deckel, der die Bevorratung zeigt (Abb. 6.21). Verschieden farbige Verschlusskappen können auf den Inhalt hinweisen. Beispielsweise blau für Reinigungslösung, rot für das Flächendesinfektionsmittel des Krankenhauses und gelb für seltener zu benutzende Mittel.
- Diese Tuchspendesysteme werden von verschiedenen Desinfektionsmittelherstellern angeboten. Praktisch und platzsparender sind auch die quadratischen Tuchspendesysteme (Abb. 6.22).

Die Vliestücher können unterschiedliche Materialeigenschaften haben, die Einfluss auf die Absorption von Desinfektionsmittel in das Vliestuch nehmen.

» Werden Wischutensilien in Maschinen oder Wannen mit dem Desinfektionsmittel vorbenetzt und bis zum Einsatz so gelagert (sog. Vortränkungssysteme) kann es zu einer Absorption von Wirkstoffen an die Wischutensilien kommen, wodurch der Wirkstoff zur Desinfektion nicht mehr zur Verfügung steht. Bei diesem Vorgehen muss daher das Material der eingesetzten Wischutensilien entsprechend auf das eingesetzte Desinfektionsmittel abgestimmt sein, um die Wirksamkeit zu gewährleisten. (Exner 2012) «

Auf dem Markt sind zahlreiche Tuchqualitäten erhältlich. Deshalb ist darauf zu achten, dass nur die Vliestücher verwendet werden, die der Desinfektionsmittelhersteller selbst getestet hat. Dies ist in der Gebrauchsanweisung z. B. mit der Formulierung »am Tuch getestet« vermerkt.

Bedenken

Eine KRINKO-Empfehlung von 2004 besagt: »Gebrauchslösungen von Desinfektionsmitteln dürfen maximal einen Arbeitstag lang verwendet werden«. Zu diesem Zeitpunkt konnten die Tuchspendesysteme im Vortränksystem noch nicht berücksichtigt werden. Inzwischen finden diese Systeme jedoch eine breite Anwendung und hohe Akzeptanz, vor allem zur Wischdesinfektion patientennaher Flächen. Tuchspen-

Tab. 6.1 Kritische Punkte bei Tuchspendesystemen

Kritische Punkte bei der Anwendung von Tuchspendersystemen im Vortränksystem	Empfohlene Maßnahmen
Mangelnde Kompatibilität des Tuchmaterials mit dem Desinfektionsmittel	Die Herstellerangaben beachten
Wirksamkeitsverlust bei langen Standzeiten	Herstellerangaben beachten Ggf. Prüfung der Wirksamkeit – Abklatsch
Wirksamkeitsverlust durch Austrocknung der Tücher	Deckel muss immer nach Entnahme geschlossen werden
Kontamination von Tüchern, die aus Eimern herausragen	Deckel muss immer nach Entnahme geschlossen werden
Aufbereitung der Eimer vor Neubefüllung	Rest entfernen, säubern, trockenen und abschließend Wischdesinfektion mit einem alkoholischen Flächendesinfektionsmittel
Bei nosokomialen Ausbrüchen	Mikrobiologische Untersuchungen der Tücher und des Eimers

desysteme mit Standzeiten von bis zu 28 Tagen sind derzeit nicht in entsprechenden Listen für geprüfte und für wirksam befundene Desinfektionsmittel aufgeführt. Hierzu liegen bisher keine validierten Prüfverfahren vor (Exner 2012).

Die Wirksamkeit vorgetränkter Tücher in der VAH-Liste bezieht sich lediglich auf die Prüfung der Lösung, nicht jedoch auf die Wirksamkeit der vorgetränkten Tücher über eine Standzeit von bis zu 28 Tagen. Die Hersteller dieser Tuchspendesysteme haben ihre Systeme auf chemische Stabilität und Wirksamkeit geprüft und mit Gutachten untermauert.

Die Angaben zur Wirksamkeit sind Herstellerangaben. Die Desinfektionsmittelkommission der VAH befasst sich momentan mit der Prüfung der Tuchspendesysteme mit langer Standzeit. Stand April 2013.

Aufgrund der breiten Anwendung und Akzeptanz der Tuchspendesysteme gibt die Desinfektionsmittelkommission der VAH Hinweise auf kritische Punkte für den Gebrauch der Tuchspendesysteme (Tab. 6.1).

Durch die Benutzung der Vliestuchrollen würde die gesamte Problematik der Keimverbreitung über kontaminierte Reinigungstücher und kontaminierte Desinfektionsmittellösungen der Vergangenheit angehören.

Außerdem würde durch das Verzichten von Eimern mit darin schwimmenden Tüchern viel Geld gespart werden können. Die Eimer werden nach der Reinigungs- oder Desinfektionstätigkeit immer entleert. Aus Beobachtungen ist bekannt, dass gut 50% der anfangs eingefüllten Flüssigkeiten wieder weggeschüttet werden.

Bis zu einer abschließenden allgemeingültigen Empfehlung über die Nutzung und Aufbereitung der Tuchspendesysteme sollten die Empfehlungen der Hersteller der Tuchspendesysteme zur Aufbereitung nachgefragt und angefordert werden.

6.5 Dosierung von Desinfektionsmitteln

Dosierung von Desinfektionsmittel – Dosiergeräte

Zentral gesteuerte Dosieranlagen sollten nicht mehr benutzt werden. Hier sind die langen Leitungswege anfällig für Verkeimungen. Es sind dezentrale Dosieranlagen vorzuziehen. Bei der

Tab. 6.2 Beispiel einer Tabelle für die Dosierung von Hand

Liter [l]	0,25% Lsg. [ml]	0,5% Lsg. [ml]	1% Lsg. [ml]	1,5% Lsg. [ml]	2% Lsg. [ml]	3% Lsg. [ml]	5% Lsg. [ml]	10% Lsg. [ml]
0,5	1,25	2,5	5	7,5	10	15	25	50
1	2,5	5	10	15	20	30	50	100
2	5	10	20	30	40	60	100	200
3	7,5	15	30	45	60	90	150	300
4	10	20	40	60	80	120	200	400
5	12,5	25	50	75	100	150	250	500

Benutzung von Desinfektionsmittel ist auf die genaue Einhaltung der Konzentration zu achten. Idealerweise sollten nur vollautomatische Dosieranlagen für Desinfektionsmittel benutzt werden, bei denen die Einstellung der Dosierung ausschließlich autorisierten Personen vorbehalten ist. Die Wartung der Geräte muss mindestens einmal pro Jahr und bei Bedarf vorgenommen werden. Es sollte auch darauf geachtet werden, ob der Servicevertrag eine mikrobiologische Prüfung des Gerätes beinhaltet (KRINKO 2004).

Dosierung von Desinfektionsmittel per Hand

Sind keine Dosieranlagen vorhanden, muss die genaue Dosierung von Hand hergestellt werden. Hierbei kann eine Dosiertabelle hilfreich sein (Tab. 6.2). Die Dosiertabelle kann laminiert zusammen mit Reinigungs- und Desinfektionsplänen am Reinigungswagen befestigt werden. So ist gesichert, dass auch Aushilfskräfte aktuell informiert sind. Beim Ansetzen einer Desinfektionslösung ist zunächst kaltes Wasser in den Behälter zu füllen und anschließend die genau bemessene Menge Desinfektionsmittel hinzuzugeben. Beim Ansetzen von Desinfektionsmitteln ist Schutzkleidung und Schutzbrille zu tragen. Behältnisse mit aldehydhaltigen Desinfektionsmitteln sind abzudecken. Grundsätzlich müssen Behältnisse mit Desinfektionsmitteln mit einem Deckel versehen sein.

Literatur

Bunzel W: Chemikalienschutzhandschuhe richtig auswählen. Hand- und Hautschutz, BG Chemie

Exner M (2012) Empfehlung zur Kontrolle kritischer Punkte bei der Anwendung von Tuchspendersystemen im Vortränksystem für die Flächendesinfektion. Desinfektionsmittelkommission im VAH unter Mitwirkung der »4 + 4-Arbeitsgruppe«. HygMed 11/2012, S. 468–470

Kampf G (2008) Clostridium difficile – was ist für eine effiziente Desinfektion zu beachten. HygMed 33:4

KRINKO: Anforderungen an Gestaltung und Betrieb von dezentralen Desinfektionsmittel, Dosiergeräten. Bundesgesundheitsblatt 2004

KRINKO: »Händehygiene« 2.1. Nicht desinfizierte Schutzhandschuhe. Bundesgesundheitsblatt 2000

KRINKO: RKI-Anforderungen an die Hygiene bei der Reinigung und Desinfektion von Flächen. 4.1 Verhinderung von Keimverbreitung durch Reinigungs- und Desinfektionslösungen- Geräte,- Utensilien, Tücher und Wischbezüge. Bundesgesundheitsblatt 2004

TRBA 250: 4.; 4.2.5 Schutzmaßnahmen bei der Tätigkeit der Schutzstufe 2. Bundesarbeitsblatt Juli 2006

Verband Deutscher Sicherheitsingenieure e.V. (VDSI) Normen für Schutzhandschuhe

Hygieneanforderungen in speziellen Bereichen

7.1 Stationsservice und Umgang mit Lebensmitteln

Ein Reinigungsdienst, der auch im Servicebereich Aufgaben als Dienstleiter übernimmt, also Speisen verteilt (Vertrieb von Lebensmitteln) oder z. B. Brote richtet (Verarbeitung von Lebensmitteln), arbeitet als ein Lebensmittelsubunternehmen.

In diesen Fällen gelten für das Personal des Reinigungsdienstes, welches Servicetätigkeiten übernimmt, die bestehenden Rechtsvorschriften und fachlichen Standards für Lebensmittelunternehmen für Betreiber von Küchen in Krankenhäusern und Pflegeeinrichtungen.

Lebensmittelunternehmen sind nach der EU-Verordnung 852/2004 EG alle Unternehmen, die eine mit der Produktion, der Verarbeitung und dem Vertrieb von Lebensmitteln zusammenhängende Tätigkeit ausführen. Somit fallen alle Personen, die in Stationsküchen, in Krankenhäusern oder Pflegeeinrichtungen arbeiten (Servicekräfte) unter das Lebensmittelschutzgesetz und benötigen ein Basiswissen über Lebensmittelhygiene.

Personen, die in einem Lebensmittelbetrieb beschäftigt sind, müssen im Umgang mit Lebensmitteln auf persönliche Hygiene und Sauberkeit achten. Das RKI legt im Besonderen fest, dass die Regeln des HACCP (Hazard Analysis and Critical Control Point)-Konzepts sowie § 42 und § 43 HSG Beachtung finden. Die verantwortliche Objektleitung hat zu gewährleisten, dass Mitarbeiter, die mit Lebensmitteln arbeiten, entsprechend ihrer Tätigkeit überwacht, in Fragen der Lebensmittelhygiene angewiesen und regelmäßig geschult werden. Zu Beginn müssen alle im Servicebereich eingesetzten Mitarbeiter an einer Belehrung des Gesundheitsamtes mit Bescheinigung teilnehmen (RKI, 2006). »Diese Belehrung ist vor der Aufnahme der Tätigkeit durchzuführen und darf nicht älter als drei Monate sein« (DGKH, 2008).

Der Arbeitgeber, in diesem Fall das externe Reinigungsunternehmen oder bei Anstellung direkt die Einrichtung, ist verpflichtet, alle zwei Jahre über Tätigkeitsverbote, Verpflichtungen und die Vermeidung von Infektionsübertragungen im Umgang mit Lebensmitteln zu belehren. Umfassende Informationen über alle Risiken, die mit der Verarbeitung von und dem Umgang mit Lebensmitteln verbunden sind, sind schriftlich und verständlich, in der jeweiligen Muttersprache der Servicekräfte vorzuhalten (RKI, 2006).

Wechseln Mitarbeiter von Reinigungsarbeiten zu Servicetätigkeiten, ist eine gründliche Händedesinfektion durchzuführen sowie die Arbeitskleidung zu wechseln.

7.2 Patientenzimmer

Bei den folgenden Tätigkeiten ist Schutzkleidung zu tragen. Die Schutzkleidung kann bestehen aus Haarschutz, Mund- und Nasenschutz, Schutzkittel und Einmalhandschuhe. Die Zusammensetzung der Schutzkleidung ist im Hygieneplan festgelegt (Abb. 7.1).

7.2.1 Patientenbettenaufbereitung

Kostenintensive »Bettenzentralen« mit Desinfektionsautomaten wie in den 1970iger Jahren gehören der Vergangenheit an. Heute werden in der Regel die Betten dezentral – im Patientenzimmer – oder in einem separaten Raum von Hand aufbereitet.

Stationsflure sollten nicht zur Bettenaufbereitung benutzt werden. Hier wäre nicht auszuschließen, dass durch kontaminierte Bettwäsche beim Wäschewechsel die Umgebung des »Aufbereitungs-

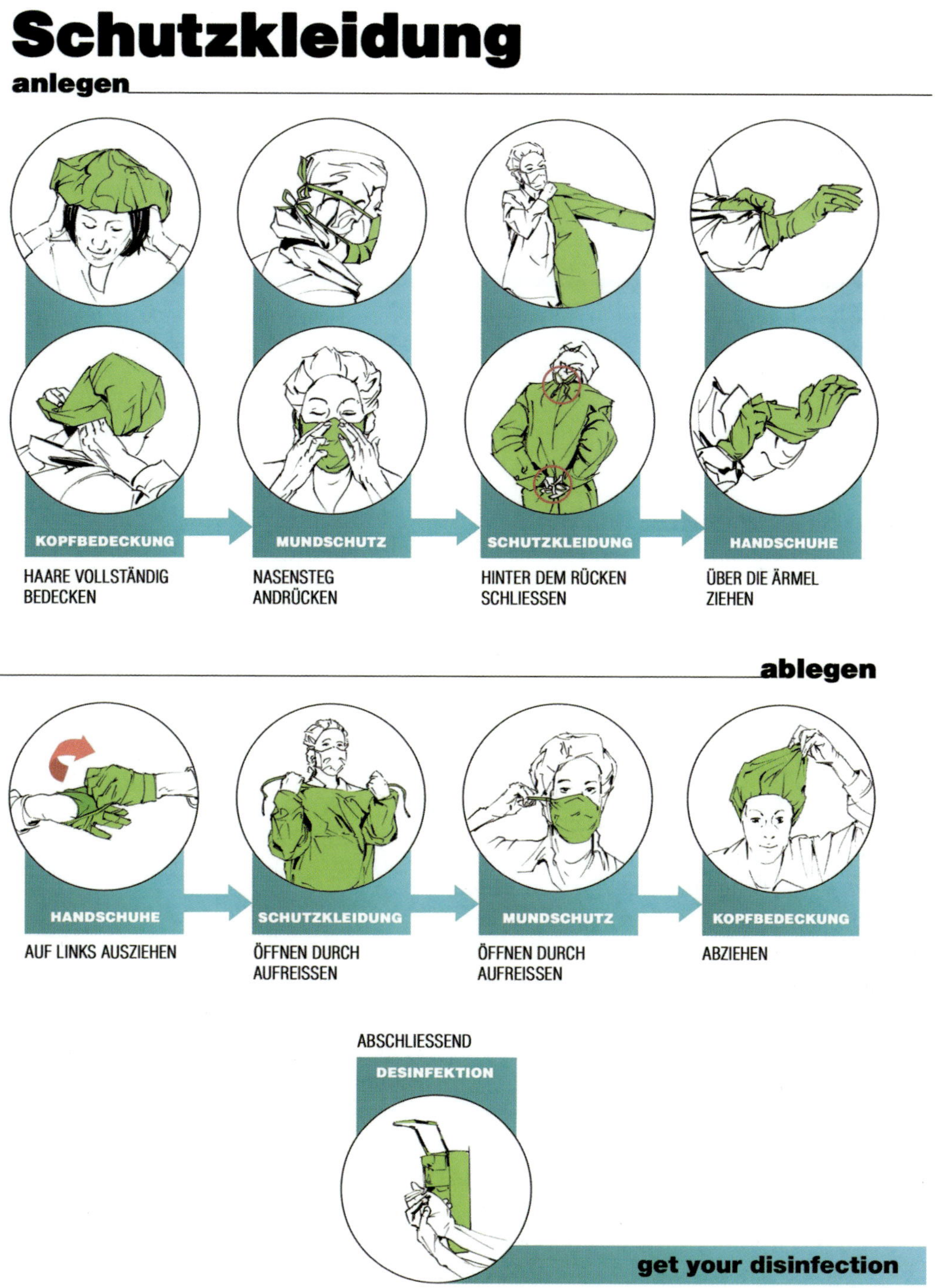

Abb. 7.1 Schutzkleidung an- und ablegen. Mit freundlicher Genehmigung des Universitätsklinikums Essen

Tab. 7.1 Umgang mit Wäsche bei der Bettenaufbereitung

Wäsche	Besonderheiten
Die Wäsche wird direkt vor Ort, je nach Textilienbeschaffenheit getrennt, in Wäschesäcke abgeworfen	Ein nachträgliches Sortieren ist nicht gestattet
Wenn Wäsche stark feucht oder nass und mit einem Durchfeuchten der textilen Wäschesäcke zu rechnen ist, ist die Wäsche in Plastiksäcke zu geben	Hierbei ist darauf zu achten, dass Wäsche aus Zimmern mit kolonisierten oder bekannt infektiösen Patienten, je nach Absprache mit externen Dienstleistern oder/und hausinterner Logistik, in verschieden farbige Säcke zu geben ist
Transport von Säcken mit Schmutzwäsche	Die Wäschesäcke sind nur so weit zu füllen, dass sie noch gut zu verschließen sind, d. h. dass das Stück oberhalb des Verschlusses zum Abtransport sicher mit der Hand zu fassen ist
	Die Wäschesammelwagen sind täglich laut Hygieneplan durch Wischdesinfektion aufzubereiten. Bei Bedarf mit Dampfstrahler reinigen

platzes« kontaminiert wird durch z. B. ein vorbeifahrendes Bett. Außerdem würde das Bettenteam während der Aufbereitung auf dem Flur ständig durch Transportdienste, Personenverkehr, Visite u. a. im Arbeitsfluss gestört werden. Auch wäre es einem guten Image abträglich.

Die Meldelogistik an das »Bettenteam«, wo welche Betten, von welchem Patienten aufzubereiten sind, ist gut zu organisieren. Werden Betten in Patientenzimmern aufbereitet, ist selbstverständlich darauf zu achten, dass dies nicht während der pflegerischen oder diagnostischen Maßnahmen vorgenommen wird. Dies erfordert z. T. hohe Flexibilität vom Bettenteam.

Hinweise zur Bettenaufbereitung (Tab. 7.1)

- Patientenbetten werden von oben nach unten gereinigt oder bei Bedarf wischdesinfiziert.
- Betten von Patienten mit infektiösen Erkrankungen bzw. aus einem Isolierzimmer werden immer wischdesinfiziert.
- Beschädigte Matratzenschonbezüge sind zu erneuern, d. h. sie dürfen nicht geflickt werden.
- Betten von immunsupprimierten Patienten werden täglich im Patientenzimmer wischdesinfiziert. Hierbei ist darauf zu achten, dass die geeigneten Desinfektionsmittel bei speziellen, infektiösen Erkrankungen benutzt werden wie z. B. den Einsatz von Peressigsäure bei Vorkommen von Clostridium difficile (AWMF, 2011).

7.2.2 Schlussdesinfektion

Zimmer, in denen eine Schlussdesinfektion durchgeführt wird, werden als letztes Zimmer bearbeitet. Bei der Schlussdesinfektion wird das gesamte Bett (einschließlich Matratzenauflage, Bettmechanik, Bettgestell, Fahrgestell) von oben nach unten wischdesinfiziert. Ebenso wird mit dem Nachttisch verfahren. Danach das Zimmer, Patientenbad und zum Schluss wird der Fußboden wischdesinfiziert.

> **Bei behördlich angeordneten Entseuchungen (entsprechend § 18 des Infektionsschutzgesetzes) dürfen nur Mittel und Verfahren verwendet werden, die in einer Liste im Bundesgesundheitsblatt (RKI-Liste) bekannt gemacht wurden. Für die prophylaktische Desinfektion in humanmedizinischen Bereichen sollten Desinfektionsmittel ausgewählt werden, die in der VAH-Liste (Vereinigung angewandter Hygiene e.V.) aufgeführt sind.**

Beobachtet wurde oft, dass viele Reinigungsdienste auch bei der Schlussdesinfektion mit der Reinigung und Desinfektion des Patientenbadezimmers und mit der Reinigung der Toilette beginnen. Beachten Sie bitte, dass Noroviren beispielsweise auf Oberflächen bis zu 7 Tage überleben können und somit die Erregerübertragung auf den nächsten Patienten nicht ausgeschlossen werden kann (Kramer, 2006). Den Griff einer Toilettenbürste zu desinfizieren, kann schwer durchführbar sein, wenn dieser mit einem Griffprofil versehen ist. Der nächste Patient, der nach der Schlussdesinfektion das Zimmer bezieht, geht auf die Toilette. Jetzt kommt es darauf an, wie gründlich seine Händehygiene nach der Toilette stattfindet.

Angenommen, die Händehygiene des Patienten ist schlecht, d. h. die Hände werden nicht oder nicht gründlich gewaschen (jeder Mensch fasst sich täglich unzählige Male unbewusst ins Gesicht), werden die Noroviren durch diesen Hand- bzw. Gesichtskontakt »geschluckt« und der neu aufgenommene Patient erkrankt an einer Norovirusinfektion. 10–100 Viren sind ausreichend. Die Norovirusinfektion schuldet der Patient zu Recht der Gesundheitseinrichtung an. Dies wäre eine klassische nosokomiale Infektion.

> **Wenn eine Isolierungsmaßnahme eines Patienten aufgrund einer Durchfallerkrankung durch Noroviren stattfand, sollte bei einer Schlussdesinfektion die Toilettenbürste entsorgt und durch eine neue ersetzt werden. Diese Maßnahme sollte generell durchgeführt werden. Die Toilettenpapierrolle, die in Benutzung ist, ist ebenfalls zu entfernen.**

Isolierzimmer werden generell als letztes Zimmer einer Station bearbeitet. Selbstverständlich auch bei einer Schlussdesinfektion. Der benutzte Bezughalter sollte auch immer nach Arbeiten in einem Isolierzimmer, auch nach einer Schlussdesinfektion, in einen Plastikbeutel gepackt und zur Aufbereitung gebracht werden. Hier wird der Bezughalter gründlich manuell mit dem Desinfektionsmittel wischdesinfiziert, mit dem auch im Zimmer gearbeitet wurde.

7.2.3 Dokumentation und Meldelogistik bei Isolierungsmaßnahmen

Im Zusammenhang mit Isolierungsmaßnahmen ist eine lückenlose Dokumentation wichtig. Bei der laufenden Flächendesinfektion in einem Patientenzimmer eines kolonisierten oder infektiösen Patienten wird täglich die patientennahe Umgebung wischdesinfiziert. Ob der Fußboden täglich wischdesinfiziert wird, hängt vom Hygienemanagement des Krankenhauses oder der Pflegeeinrichtung bzw. dem Hygieneplan ab. Bei einer Schlussdesinfektion nach Beendigung einer Isolierungsmaßnahme muss zusätzlich auch der Fußboden wischdesinfiziert werden. Hier ist eine gute Informationslogistik notwendig.

> **Aufgrund von Missverständnissen in der Kommunikation können Mitarbeiter und Patienten der Gefahr einer infektiösen Erkrankung ausgesetzt werden. Eine eindeutige Kommunikation im Zusammenhang mit der Schlussdesinfektion von Isolierzimmern ist besonders wichtig.**

Dazu ein Hinweis:

Das beginnt mit der Kennzeichnung der »Isolierzimmer« mit dem üblichen Schild »Vor dem Betreten des Zimmers bitte beim Pflegepersonal melden«. Nicht selten betritt und bearbeitet die Reinigungskraft ein Patientenzimmer als »normales« Zimmer und erfährt erst später, dass der Patient in diesem Zimmer z. B. wegen »Clostridium difficile« mit Inkontinenz einer Isolierungsmaßnahme unterzogen wurde. Hier kann nicht ausgeschlossen werden, dass die Reinigungskraft den Erreger in andere Patientenzimmer weitergetragen hat.

Oder der Patient ist bereits entlassen, die Reinigungskraft hatte keine Information und im Zimmer wurde keine Schlussdesinfektion durchgeführt. Das bedeutet, der nächste Patient bekommt ein kontaminiertes Zimmer zugewiesen.

▪ Dokumentation von Schlussdesinfektionen

Eine Schlussdesinfektion sollte lückenlos dokumentiert werden: wer hat, mit welchem Desinfektionsmittel, in welcher Konzentration, wann die Schlussdesinfektion durchgeführt. Vom Antrag zur Desinfektion über das Handzeichen der Reinigungskraft bis zum Handzeichen des Objektleiters des Reinigungsunternehmens bzw. bei internen Reinigungsdiensten der Hauswirtschaftsleitung. Kommt es später zu einer Ausbruchssituation, kann dies bei der Klärung der Übertragungswege hilfreich sein. Ein Muster für die Kommunikation bei Desinfektionsarbeiten zeigt ◻ Abb. 7.2.

Tipp

Zum Verständnis der Mitarbeiter in Reinigungsdiensten kann das Vorgehen des Ablaufes von Desinfektionsarbeiten in Isolierzimmern zu Beginn und am Ende mit einer schematischen Darstellung verdeutlicht werden. Hier kann eine Verfahrensanweisung in der Form eines Workflowblattes hilfreich sein (◻ Abb. 7.3).

7.3 OP und Funktionsbereiche

Die Tätigkeit eines Reinigungsdienstes im OP ist klar abzusprechen mit der Leitenden OP-Pflegekraft. Im OP sollten ausschließlich Reinigungskräfte arbeiten, die sich gut in der deutschen Sprache verständigen können. Das RKI empfiehlt in Risikobereichen wegen der Infektionsgefahr besonders geschultes Personal permanent einzusetzen (KRINKO, 2000).

Der Pflegedienst reinigt und desinfiziert in der Regel die gesamte Medizintechnik, Monitore, Touchscreens etc.

Die leitende OP-Pflegekraft legt fest, welche Geräte und Oberflächen vom Reinigungsdienst und welche vom OP-Pflegepersonal wischdesinfiziert werden. Die Wischdesinfektion des Fußbodens wird im Allgemeinen vom Reinigungsdienst vorgenommen (◻ Abb. 7.4).

> **Im OP trägt der Reinigungsdienst einen Mund-Nasen-Schutz sowie Haarschutz.**

Wischdesinfektionen werden wie folgt vorgenommen:

Wischdesinfektionen

- Nach jeder Operation werden die direkten und indirekten Patientenkontaktflächen wischdesinfiziert, ebenso die begangenen Fußbodenflächen. Nach Abtrocknung des Desinfektionsmittels kann der Fußboden wieder benutzt werden.
- Am Ende des OP-Programms wird eine Wischdesinfektion der gesamten begehbaren Fußbodenflächen durchgeführt. Wenn dazu Maschinen benutzt werden, ist, wenn möglich, in den Reinigungs- und Desinfektionsmitteltanks der Maschinen nach Arbeitsende bzw. regelmäßig eine Wischdesinfektion durchzuführen. Die Tanks sind danach gut zu

Dokumentationsprozess bei Desinfektionsarbeiten in Patientenzimmern für den Reinigungsdienst

Bekanntgabe der Isolierungsmaßnahme

Auf Station ______________________ wird das Patientenzimmer Nr. ____________ ab sofort als

Isolierzimmer ausgewiesen.

Reinigungsdienst informiert telefonisch/ Name: ________________________________ am ______

Bestätigung- Reinigungsdienst/ Name: ____ am ______

Beendigung der Isolierungsmaßnahme

Schlußdesinfektion angemeldet von: ____________________ ____________ ____________

Name Datum Unterschrift

Auf Station ________________ ist am: __________ eine **Schlussdesinfektion** durchzuführen.

Desinfektionsmittel ____ % ________

Zimmer Nummer: __________ infektiöser Erreger ______________________________________

Besondere Hinweise:

- Die Schlussdesinfektion ist am Morgen durch die Stationsleitung oder deren stellvertretung der Hauswirtschaftsleitung bzw. Leitung Reinigungsdienst telefonisch und schriftlich (s.o.) mitzuteilen.
- Dieses Anforderungsformular ist der Reinigungskraft zu übergeben. Diese unterschreibt das Formular nach Erhalt und leitet es an die Leitung Reinigungsdienst oder Hauswirtschaftsleitung weiter. Diese überprüft die Schlussdesinfektion.
- Die Schlussdesinfektion erfolgt immer als letztes Zimmer. Danach darf der benutzte Bezughalter nicht weiter benutzt werden. Die Bezugaufspannvorrichtung wird zum Transport in einen Plastiksack gegeben, der Stiel des Bezughalters vor Ort wischdesinfiziert, im Reinigungsmittelaufbereitungsraum wird der gesamte Bezughalter gründlich gereinigt und nochmals wischdesinfiziert.

Die Desinfektion wurde ausgeführt von:

Name: ____________________________________ am ______________________________

Unterschrift: ______________________________ Zeit: von ____________ bis __________ Uhr

Der Objektleiter/ die Hauswirtschaftsleitung: ___________________________ Datum: __________

Abb. 7.2 Dokumentationsprozess bei Desinfektionsarbeiten

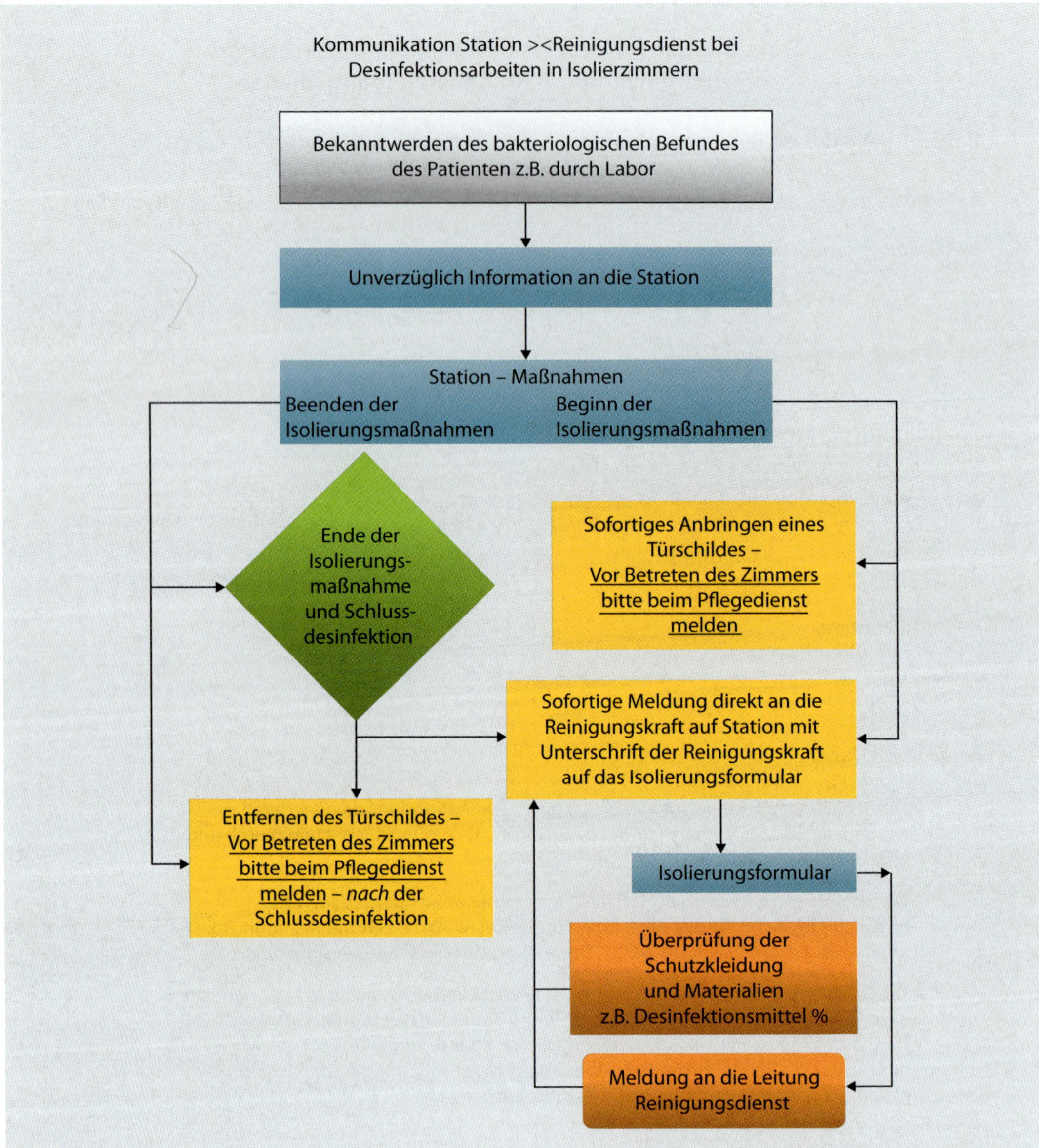

Abb. 7.3 Kommunikation Station – Reinigungsdienst bei Desinfektionsarbeiten in Isolierzimmern

trocknen. Reinigungs- und Desinfektionsmitteltanks bis zum nächsten Befüllen bzw. Einsatz offen stehen lassen.

- Eine tägliche, routinemäßige Desinfektion der Wände ist nicht notwendig. OP-Wände sollten nur bei sichtbarer Kontamination wischdesinfiziert werden, ansonsten ist eine Reinigung in regelmäßigen Abständen, z. B. einmal pro Monat, ausreichend.
- Bezüge (Notbezüge) für Kontaminationsnotfälle (z. B. nächtliche Notoperationen) sollten nicht OP-nah im Ein- oder Ausleitungsraum bereitgehalten werden

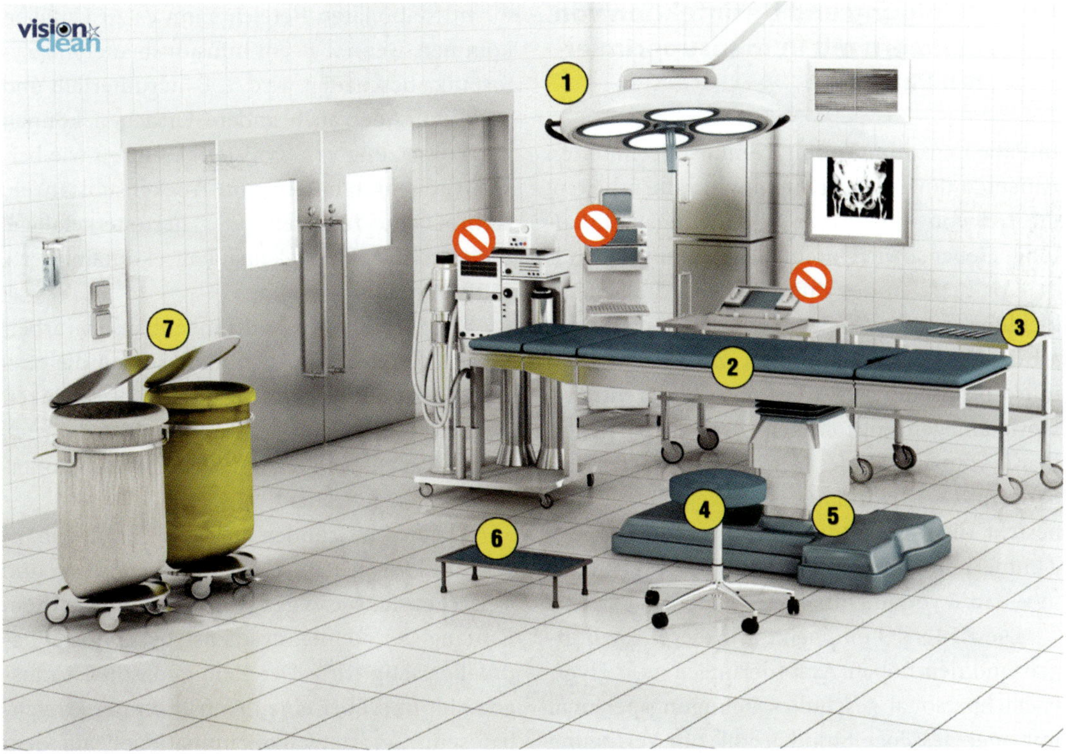

Abb. 7.4 Reihenfolge der zu bearbeitende Flächen und Gegenstände zwischen den OPs. Stopschild für Gegenstände, die für den Reinigungsdienst tabu sind. Graphik Peter Hennig, VisionClean

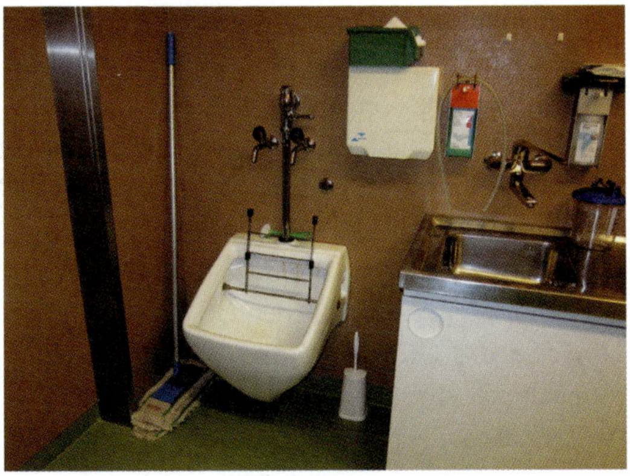

Abb. 7.5 »Notbezüge« neben Ausguss in der Ausleitung

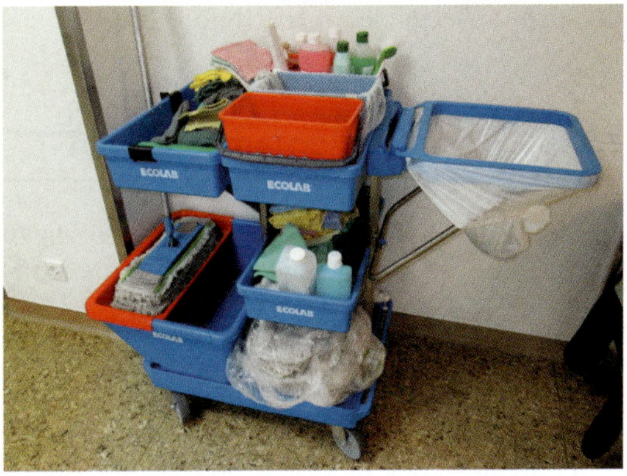

Abb. 7.6 Bezüge auf einem Reinigungswagen im OP-Flur

(Abb. 7.5). Bei Lagerung neben einem Ausguss besteht auch noch die Gefahr der Spritzkontamination. Reinigungswagen, Bezüge und Reinigungstücher werden (je nach baulicher Gegebenheit) an festgelegten Plätzen in Arbeitsräumen oder Fluren zum Einsatz bereitgehalten. Die Bezüge sind auf den Reinigungswagen gegenüber dem OP zu deponieren (Abb. 7.6).

7.4 Reinigung und Desinfektion von Zimmern mit immunsupprimierten Patienten

In Patientenzimmern mit immunsupprimierten Patienten dürfen nur Reinigungskräfte arbeiten, die frei von infektiösen Erkrankungen, Erkältung, Fieber sowie Durchfallerkrankungen sind.

Vor Betreten des Zimmers wird die Schutzkleidung angelegt, die der Hygieneplan vorschreibt. Desinfektionsmittel zur Flächendesinfektion sollten ausschließlich aus dezentralen Dosieranlagen entnommen werden, die regelmäßig vom Service des Herstellers gewartet werden. Auf Duschvorhänge ist zu verzichten. Hier besteht die Gefahr der Schimmelbildung. Die Zimmerreinigung ist nach der Vorgehensweise in ► Kap. 6 vorzunehmen.

Die KRINKO empfiehlt, für diese Abteilungen und den hohen Anforderungen, von Hygienefachpersonal geschultes Reinigungspersonal mit angemessener Stundenzahl zur Verfügung zu stellen. Es ist wichtig, dass das Reinigungspersonal spezielle Instruktionen des Behandlungsteams (Ärzte, Pflegefachkräfte) sowohl verstehen als auch umsetzen kann (KRINKO, 2010).

7.5 Zytostatikakontaminationen

Zytostatika, auch CMR (cancerogen, mutagen, reproduktionstoxisch) genannt, stören die Stoffwechselvorgänge, die im Zusammenhang mit der Zellteilung und dem Zellwachstum stehen. Zytostatika werden über die Haut, die Bindehaut der Augen oder durch Einatmen aufgenommen und schädigen vor allem schnell wachsende Zellen (z. B. Haarwurzeln, Schleimhautzellen von Mund- und Magen-Darm Trakt). Die Giftwirkung verursacht eine Verminderung der Bildung weißer und roter Blutkörper, führt u. a. zu Haarausfall und Erbrechen. Zytostatika sind Stoffe, die vor allem auf onkologischen Stationen zur Krebsbehandlung eingesetzt werden.

Im stationären Bereich kann es zu Unfällen kommen, wenn z. B. ein Infusionsbeutel mit Zytostatika beschädigt wird, z. B. herunterfällt und zerplatzt. Aber auch andere Ursachen können zur Freisetzung von Zytostatika führen wie beispielsweise durch Reste von Trockensubstanzen, zerbrochene Tabletten oder heruntergefallene Spritzen mit Flüssigkeitsinhalt, kontaminierte Infusionsleitungssysteme.

Viele Apotheken in Krankenhäusern arbeiten mit Zytostatika. Auch hier können die o. g. Unfälle bei der Herstellung an den Werkbänken passieren. Weiterhin können durch den Bruch ganzer Pakete bei der Anlieferung Außenkontaminationen auftreten.

Aus diesen Gründen müssen in Krankenhäusern und Pflegeheimen genaue Absprachen und Verfahrensanweisungen vorliegen, in welchem Umfang der Reinigungsdienst bei Zytostatikaunfällen tätig wird. Der Reinigungsdienst muss geschult und über einen Notruf immer erreichbar sein. Zytostatikakontaminationen auf dem Fußboden, Patienten oder bewohnernahe Flächen müssen unverzüglich entfernt werden, damit sich nicht Mitpatienten bzw. Bewohner und Mitarbeiter ebenfalls kontaminieren. Auch das Thema Abfallbeseitigung von Zytostatika muss dem Reinigungsdienst geläufig sein. Es gibt in Einrichtungen auch Absprachen über Arbeitsteilungen. Beispielsweise beseitigt das Apothekenpersonal nach Unfällen bei der Herstellung in Sicherheitswerkbänken oder das Pflegepersonal bei defekten Infusionsbeuteln etc. auf Station zunächst das Gröbste, danach führt der Reinigungsdienst eine Schlussdesinfektion durch.

Der Arbeitgeber muss seinen Mitarbeitern spezielle Schutzkleidung zur Verfügung zu stellen (§ 19 ChemG/GefStoffV). Betriebsanweisungen sowie betriebliche Unterweisungen praktisch und theoretisch sind jährlich vom Sicherheits- bzw. Abfallbeauftragten durchzuführen (§ 20 GefStoffV; LAGA). Hierzu sind die Länderregelungen zu beachten.

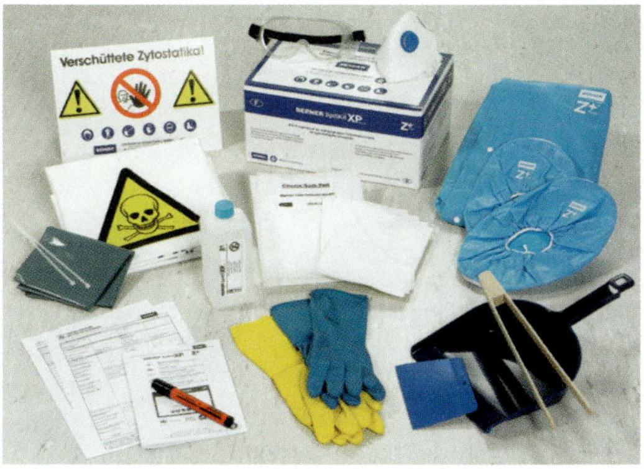

Abb. 7.7 Ergänzungsset. Mit freundlicher Genehmigung der Firma Berner Savety Systems

In vielen Krankenhäusern liegen auf onkologischen Stationen oder in Apotheken die sog. »spill kit« (Notfallset) für solche Unfälle bereit. Die Box enthält alle Utensilien, die bei einem Zytostatikaunfall benötigt werden (Abb. 7.7; TRGS 525).

PSA – Persönliche Schutzausrüstung bei Zytostatikakontaminationen

Für Dekontaminations- und Reinigungsarbeiten bei Zytostatikaunfällen ist eine korrekte PSA der Kategorie III nach EG-Richtlinie 89/686/EWG zwingend erforderlich. Hierzu gehören:

- Schutzkleidung (Overall mit Kapuze)
- Atemschutzmaske (FFP 2)
- Undurchlässige Überschuhe mit verstärkter Sohle, die den gesamten Fuß bedecken
- Schutzbrille mit Seitenschutz (kann über der Sehbrille getragen werden) und
- Handschuhe mit langem Schaft.

Die Handschuhe, wie in ▶ Kap. 6 (Handschuhmanagement) beschrieben, sind für Arbeiten mit Zytostatika nicht geeignet.

Bei Arbeiten in Zusammenhang mit Zytostatikakontaminationen sind Schutzhandschuhe mit »vollwertigem Chemikalienschutz«, sog. Chemikalienschutzhandschuhe (CSH), zu benutzen. Hierbei ist wichtig, dass die Verpackung der CSH mit dem Erlenmeyerkolben als Piktogramm versehen ist. In diesem Zusammenhang wird empfohlen, dass die Tragedauer der CHS nicht länger als 50% der Durchbruchszeit sein sollte. Je nach Umfang der zu entfernenden Zytostatikakontamination entspricht dies mindestens einer Permeationslevel-Klasse 3 (Abb. 7.7, Abb. 7.8). Die CSH werden über das Ärmelende des Overalls gezogen (Abb. 7.9) (TRGS 525).

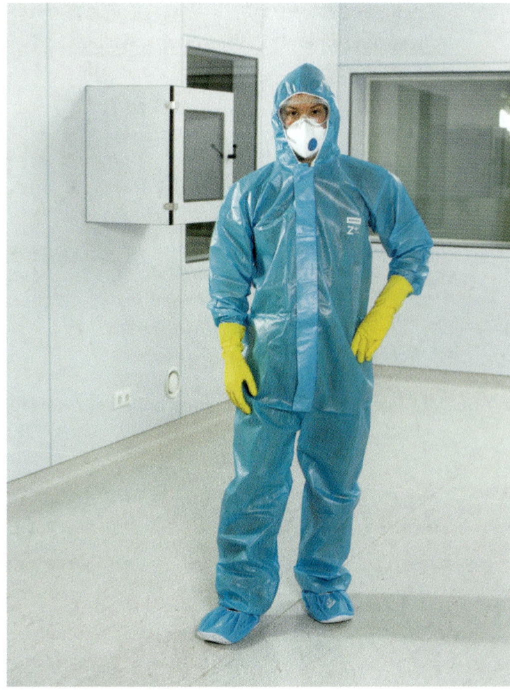

Abb. 7.8 PSA-Schutzausrüstung

Vollwertiger Chemikalienschutzhandschuh

Die entsprechenden Piktogramme sind Abb. 7.9 zu entnehmen.

7.6 Parasiten

Immer wieder ist zu beobachten, dass Reinigungsdienste (aber auch Pflegedienste) bei Auftreten von Parasiten (z. B. Flöhe, Läuse, Krätze) in Patientenzimmern ratloser sind als bei MRSA und mit einem verstärkten Einsatz von Desinfektionsmitteln reagieren.

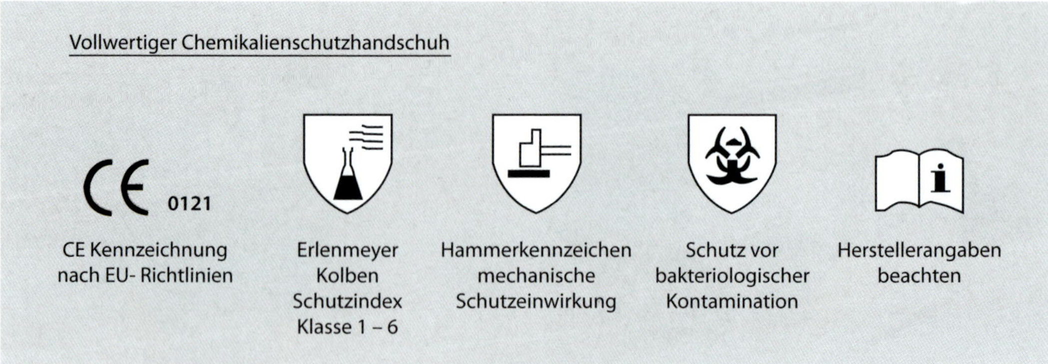

Abb. 7.9 Piktogramme Schutzhandschuhe bei Zytostatikakontaminationen

Tab. 7.2 Maßnahmen bei Parasiten

Parasiten	Übertragung der Parasiten	Maßnahmen
Flöhe	Direkter Körperkontakt und weite Sprünge	Gründliches Reinigen und Saugen, bei Teppich schamponieren. Staubsauger mit HEPA-Filter. Keine freien Körperstellen, d.h. Handschuhe über den Ärmelbund des Schutzkittels, Haarschutz und Maske Einzelzimmerisolierung
Läuse (Kleider, Kopf- und Filzlaus)	Ausschließlich durch direkten Körperkontakt	Gründliches Reinigen und Saugen, bei Teppich schamponieren. Keine freien Körperstellen, d.h. Handschuhe über den Ärmelbund des Schutzkittels ziehen, Haarschutz und Maske
Krätze	Ausschließlich durch direkten Körperkontakt	Gründliches Reinigen und Saugen, bei Teppich schamponieren. Keine freien Körperstellen, d.h. Handschuhe über den Ärmelbund des Schutzkittels ziehen, Haarschutz und Maske

- Der Einsatz von Flächendesinfektionsmitteln gegen Parasiten ist nicht effektiv und daher nicht zu empfehlen.
- Kleidung des Patienten und Bettwäsche im fest verschlossenen Plastiksack zum Waschen. 60°C ist ausreichend.
- Im »Waschraum« die Bezüge und Reinigungstücher mit Schutzkleidung unverzüglich selbst in die Waschmaschine geben.

Parasiten können nicht fliegen, werden also über direkten Hautkontakt übertragen. Flöhe, da sie weit springen können, bilden hier eine Ausnahme.

Bei Vorkommen von Parasiten sind die Maßnahmen in Tab. 7.2 zu beachten.

Literatur

Arbeitsgemeinschaft der wissenschaftlichen medizinischen Gesellschaften (AWMF) Hygienische Aufbereitung von Patientenbetten 2011. HygMed 2010, 35 [7/8]. S. 268ff

Deutsche Gesellschaft für Krankenhaushygiene (DGKH) Hygieneverordnung beim Umgang mit Lebensmitteln in Krankenhäusern, Pflege- und Rehabilitationseinrichtungen. 04/2008

Kramer A (2006) BMC Infect. Dis. 6:130

KRINKO: Anforderungen an die Hygiene bei Operationen und anderen operativen Eingriffen, Bundesgesundheitsblatt 2000

KRINKO: Anforderungen an die Hygiene bei der medizinischen Versorgung von immunsupprimierten Patienten. Bundesgesundheitsblatt 03/2010

LAGA (Bund/Länder-Arbeitsgemeinschaft Abfall) LAGA-Mitteilungen. Erich Schmitt, Berlin

Robert-Koch-Institut (RKI) Belehrung gemäß § 43 Abs. 1 Nr. 1 Infektionsschutzgesetz. Bundesgesundheitsblatt 07/2000

Robert-Koch-Institut (RKI) Anforderungen an die Hygiene bei der Lebensmittelversorgung und ihre Qualität. Epidemiologisches Bulletin Nr. 29, 21.07.2006

TRGS 525: 5 Krebserzeugende, erbgutverändernde und fortpflanzungsgefährdende Arzneimittel 5.4; Persönliche Schutzausrüstung, 5.7 Entsorgung

Verbund für Angewandte Hygiene e.V. (VAH) VAH-Liste, Stand: 01.04.2012, mhp, Wiesbaden

Schulungen im Reinigungsdienst

Bei Objektleitern, die eine Ausbildung zum Gebäudereiniger absolviert haben, kann davon ausgegangen werden, dass ein Basiswissen über das Thema Hygiene im Krankenhaus und anderen Gesundheitseinrichtungen vorhanden ist. Von der einzelnen Reinigungskraft kann dies nicht vorausgesetzt werden. Das bedeutet, die Reinigungskräfte besitzen wenig Kenntnis über die Übertragungswege von Keimen. Das Wissen über Keime und deren Übertragungswege entspricht eher denen der Allgemeinbevölkerung.

8.1 Allgemeine Tipps zur Durchführung

Sowohl die KRINKO als auch TRBA 250 weisen auf die Schulung von Reinigungspersonal hin. Bei der Vergabe von Reinigungs- und Desinfektionsaufgaben an Fremdfirmen müssen auch der Aspekt der Schulung der Mitarbeiter und dessen Nachweis Auswahlkriterium sein (KRINKO, 2004).

Die TRBA 250; 5.2 Unterweisung, besagt:

» Beschäftigte, die Tätigkeiten mit biologischen Arbeitsstoffen ausführen, müssen anhand von Betriebsanweisungen und des Hygieneplans über die auftretenden Gefahren und über die Schutzmaßnahmen unterwiesen werden. Dies gilt auch für Wartungs- und Instandhaltungspersonal einschließlich Reinigungspersonal. Die Unterweisung ist mündlich, arbeitsplatz- und tätigkeitsbezogen mindestens jährlich durchzuführen. (Bundesarbeitsblatt 2006) «

Die Schulung von Objektleitern und Reinigungskräften sollte in einem professionellen Schulungsraum mit PowerPoint-Präsentationen durchgeführt werden. Meiner Erfahrung nach kann mit PowerPoint und animierten Folien die Thematik am nachhaltigsten präsentiert werden. Auch schwierige Sachverhalte lassen sich mit kreativen Folien gut erklären.

Tipp

Sehr gut hat sich die Arbeit in Gruppen von max. 20 Personen bewährt. Zur themenbezogenen Gruppendynamik können bei dieser Größe einzelne Themen von kleineren Gruppen, z. B. bis zu fünf Personen, eigene Erfahrungen des Alltags selbst erarbeitet und vorgetragen werden.

Die Themengestaltung kann, je nach zur Verfügung stehender Zeit, wie in der ▶ Übersicht vorgenommen, gekürzt oder erweitert werden. Es ist ratsam, Schulungen kurz zu halten (max. 30 min pro Thema) und öfter z. B. 1-mal im Quartal eine Schulung anzubieten bzw. die unten stehende Liste abzuarbeiten (▶ Übersicht).

Themenbeispiele einer Schulung für Reinigungsdienste

1. Krankenhaushygiene – Hygieneplan §§ Gesetzliche Grundlagen, Schutzimpfungen, RKI, KRINKO, TRBA 250, TRBA 500, TRGS 525, BioStoffV, GefStoffV. Der Reinigungsdienst hat einiges zu beachten und eine wichtige Funktion.
2. Multiresistente Krankenhauserreger MRSA, ESBL u. a. Warum sind die Keime so gefährlich?
3. Übertragungswege von Bakterien und Viren durch Hände und Handschuhe. Händehygiene und Handschuhwechsel mit praktischen Übungen inkl. UV-Licht
4. Krankenhauskeime – wie schütze ich mich. Schutzleidung in Isolierzimmern.
5. Reinigung- und Desinfektion. Desinfektionsmittel: welches für welche Erkrankung. Herstellen von Desinfektionslösungen, dabei Benutzung von Schutzkleidung. Desinfektionspläne.
6. Kontaminationsfreies Arbeiten mit Bezug und Reinigungstuch. Mein Reinigungswagen wird nicht kontaminiert

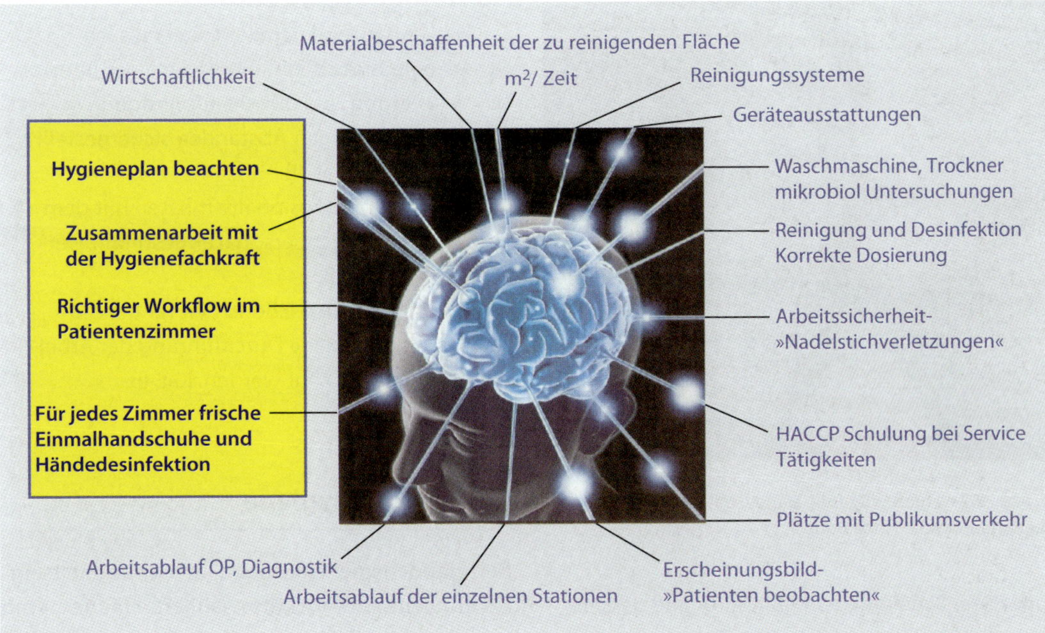

Abb. 8.1 Der Reinigungsdienst muss an vieles denken – im Krankenhaus ist jedoch der Hygieneplan am wichtigsten

7. Tägliche Reinigung und Desinfektion im Krankenhaus generell. Was ist auf den unterschiedlichen Stationen und Abteilungen zu beachten.
8. Wasserkeime Legionellen/Pseudomonas aeruginosa. Vorsicht – feucht und nass.
9. Infektiöse Durchfallerkrankung: Noroviren, Clostridium difficile, Salmonellen.
10. Wäsche- und Abfallmanagement, Arbeitsgeräteaufbereitung.

Krankenhaushygienisches Wissen wie z. B. Kenntnisse über MRE oder Noroviren und deren Übertragungswege werden nicht vermittelt. Das mag daran liegen, dass die Vorgesetzten Bereichs- und Objektleiter z. T. selbst nicht über ausreichende Kenntnisse verfügen. Wenn die Mitarbeiterschulungen zum Thema Hygiene und Infektionsprävention weiterhin durch Objektleiter erfolgen sollen, so müssen diese Schulungen den aktuellen Standards entsprechen. Alternativ können diese Schulungen hausintern von der Abteilung Hygiene des Krankenhauses durch die Hygienefachkraft, aber auch, zumindest temporär, von extern durchgeführt werden.

Der Reinigungsdienst muss sicher an viele Aspekte bei der Reinigung eines Gebäudes denken. Bei der Tätigkeit in einer medizinischen Einrichtung ist jedoch die strikte Beachtung der Hygiene oberstes Gebot. Auch das kann mit einer Folie verdeutlicht werden (Abb. 8.1).

8.2 Empfohlene Schulungsthemen

8.2.1 Desinfektion und Reinigung von Flächen

In KRINKO: Schulungsstatus eines Reinigungsdienstes heißt es:

» Bei der Vergabe von Reinigungs- und Desinfektionsaufgaben an Fremdfirmen muss auch der

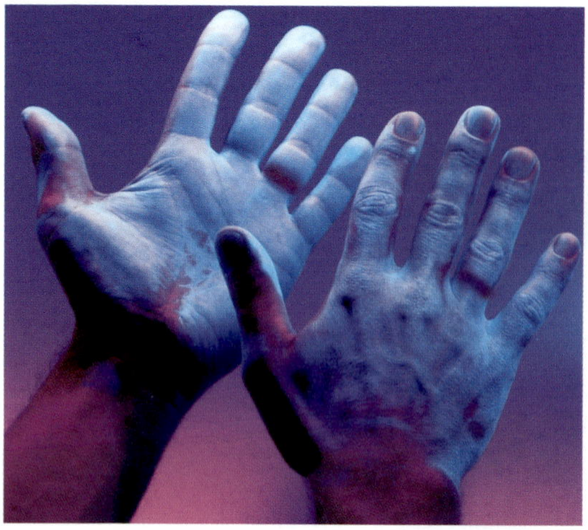

Abb. 8.2 Fluoreszierende Hände. Mit freundlicher Genehmigung der Firma Bode

8

Aspekt der Schulung der Mitarbeiter und dessen Nachweis Auswahlkriterium sein. (Bundesgesundheitsblatt 2004) «

Anforderungen an die Hygiene bei der Reinigung und Desinfektion von Flächen. Personelle Voraussetzungen und Schulung (Bundesgesundheitsblatt 2004):

Personelle Voraussetzungen und Schulung für die Reinigung und Desinfektion von Flächen (KRINKO)

- Bei unzureichender oder fehlerhafter Durchführung von Reinigungs- und Desinfektionsverfahren von Flächen entstehen Risiken für Patienten und Personal. Das mit der Reinigung und Desinfektion betraute Personal muss geeignet, geschult und eingewiesen sein. Kat. IV. (Gesetzlich festgelegt d. h. muss)
- Bei der Vergabe von Reinigungs- und Desinfektionsaufgaben an Fremdfirmen müssen auch der Aspekt der Schulung der Mitarbeiter und dessen Nachweis Auswahlkriterium sein. Kat. IB. (Nachdrücklich empfohlen, Expertenempfehlung)
- Bei hauseigenem Personal müssen eine Grundschulung sowie eine Unterweisung und ggf. Beaufsichtigung in regelmäßigen Abständen sichergestellt werden. Kat. IB.
- Die Schulungsinhalte müssen mit dem Hygienefachpersonal abgestimmt werden. Kat. IB.
- Es muss ausreichend Zeit für die ordnungsgemäße Durchführung der Arbeiten eingeplant werden. Kat. IB.

8.2.2 Händehygiene

Bei Händehygieneaktionen in Gesundheitseinrichtungen, z. B. »Aktion saubere Hände«, sind vorwiegend Pflegepersonal, Ärzte, u.a. Berufsgruppen vertreten. Der Reinigungsdienst ist selten anwesend. Hier sollte die Hygienefachkraft unbedingt darauf achten, den Reinigungsdienst zu solchen Aktionen einzuladen.

Viel lieber werden vom Reinigungsdienst Handschuhe angezogen und über längere Zeiträume anbehalten. Hier steht das subjektive Gefühl im Vordergrund durch die Handschuhe »geschützt« zu sein. Zur Not werden dann evtl. die Handschuhe desinfiziert. Handschuhe werden aber auch angehalten bzw. kein Handschuhwechsel durchgeführt, um den Schmuck zu verbergen, der trotz Verbot nicht abgelegt wurde.

Ihre Aufgabe als Hygieneverantwortliche ist es, die Reinigungskräfte selbst oder über den Objektleiter zu schulen und über korrekte Händehygiene aufzuklären.

Zum wichtigen Thema Händehygiene und Handschuhe lässt sich sehr gut mit fluoreszierender Substanz arbeiten. Diese Fluoreszenz ist dem Händedesinfektionsmittel beigemischt. Nach der Händedesinfektion lässt sich unter einem sog. »Schwarzlicht« klar erkennen, welche

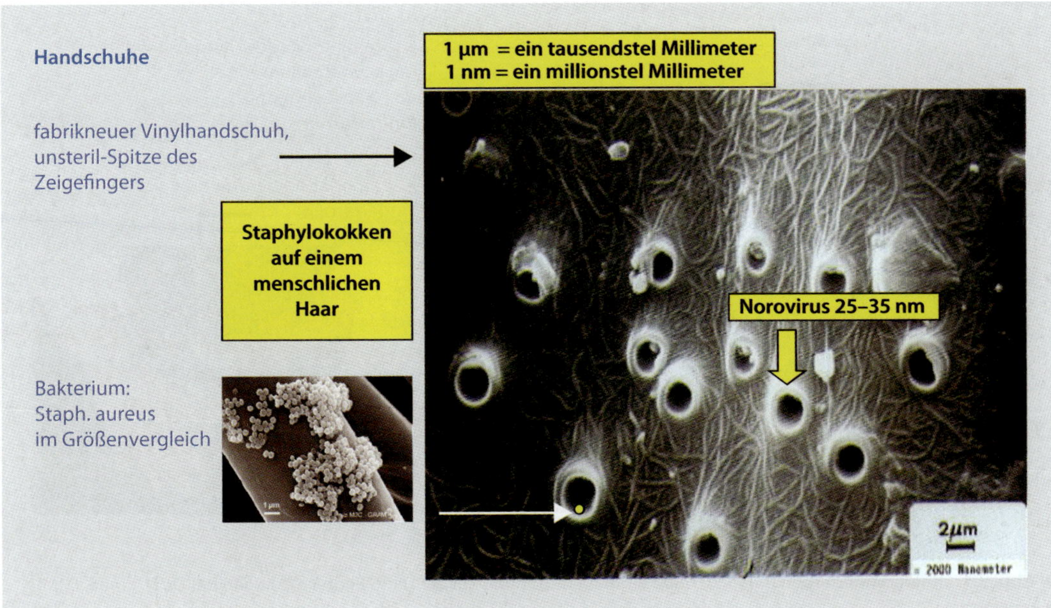

Abb. 8.3 Löchrige Einmalhandschuhe und das falsche Gefühl der Sicherheit. Bildrechte liegen bei K.-P. Werfers, Zentrum für Zahn-, Mund- und Kieferheilkunde der Universität Gießen

Bereiche der Haut desinfiziert wurden (sichtbare Fluoreszenz). Die Hautareale, die nicht mit dem Händedesinfektionsmittel in Berührung kamen, fluoreszieren nicht. Es ist nur die normale Hautfarbe der Hände zu sehen. Bei dieser Demonstration kann ein Mitarbeiter die Händedesinfektion mit seinem Ehering durchführen. Nach der Desinfektion sollte der Mitarbeiter seinen Ring ausziehen. In der Regel befindet sich unter dem Ring keine Fluoreszenz (Abb. 8.2). Eine gute Demonstration, dass unter Fingerschmuck keine korrekte Händedesinfektion stattfinden kann. Deshalb sollte bei der Arbeit kein Schmuck getragen werden.

Bei der Benutzung von Handschuhen sind auch Kinderfingerfarben gut für Demonstrationen geeignet. So kann gezeigt werden, dass poröse Handschuhe ab Werk nie ausgeschlossen werden können. Durch diese winzigen Löcher von nur einem tausendstel Millimeter in Einmalhandschuhen gelangen die Bakterien mühelos auf die Haut des Handschuhträgers. Einmalhandschuhe können so das falsche Gefühl der Sicherheit vermitteln. Wichtig ist die Information, dass Handschuhe kein Ersatz für eine hygienische Händedesinfektion sind. Diese Art der PowerPoint-Präsentation mit praktischen Übungen ist am eindrucksvollsten (Abb. 8.3, Abb. 8.4).

In der täglichen Arbeit der Reinigungsdienste stehen fünf Tätigkeiten im Vordergrund, nach denen zwingend eine Händedesinfektion durchgeführt werden sollte (Abb. 8.5).

8.2.3 Mund-Nasen-Schutz

Ein vielbenutztes Hygieneutensil ist auch der Mund-Nasen-Schutz (MNS). Das resultiert aus dem uralten Glauben, Keime werden über den Luftweg übertragen (»kommen angeflogen«). So werden z. B. bei einer Schlussdesinfektion eines Patientenzimmers, der Patient war lediglich nasal besiedelt mit »MRSA« kolonisiert, gerne

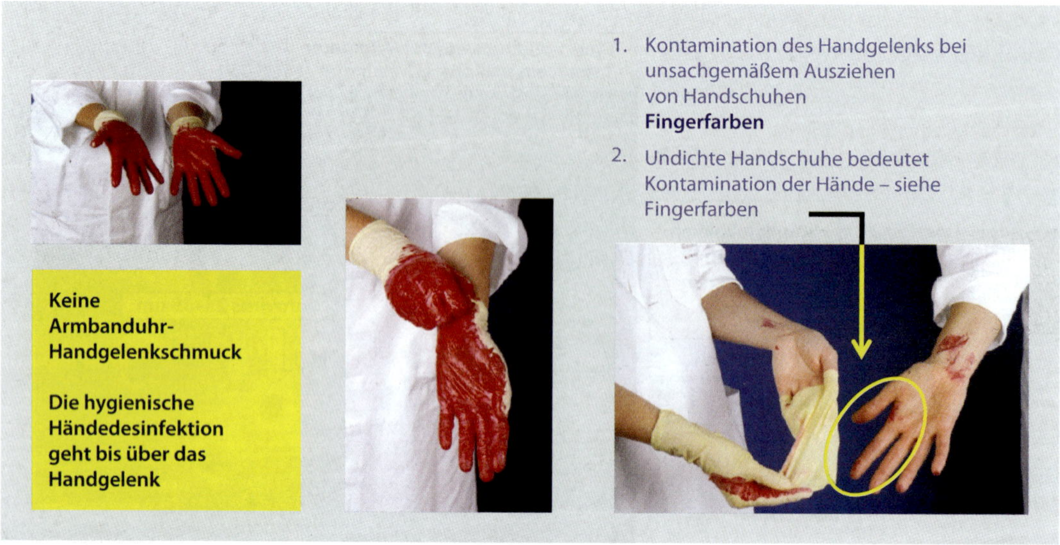

Abb. 8.4 Kinderfingerfarben durch löchrige Einmalhandschuhe auf die Haut. Bildrechte liegen bei Dr. H. Linde, IMMH Regensburg

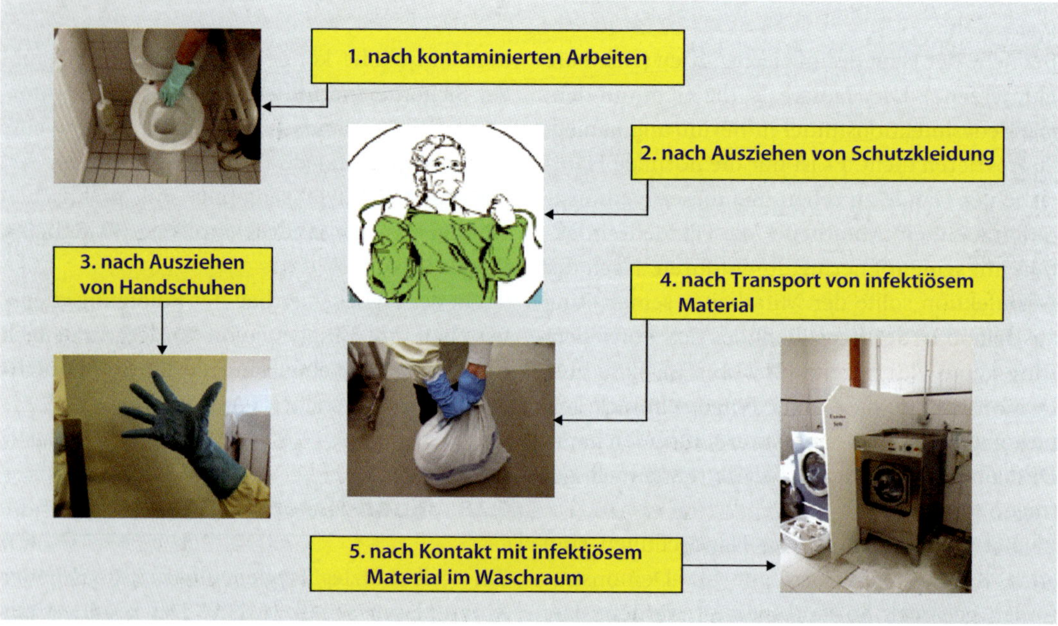

Abb. 8.5 Indikation für eine Händedesinfektion des Reinigungsdienstes

MNS getragen, im Glauben, die Keime halten sich in der Luft und werden über die Luft übertragen. Dies ist noch häufig im Volksmund zu hören. Wenn jemand einen grippalen Infekt hat, »kam etwas angeflogen«, hat er sich was (über den Luftweg) »eingefangen«.

Um sich vor Keimen zu schützen, wird primär an die eigene Person gedacht. Also schützt sich das Reinigungspersonal mit MNS und Handschuhen. An eine Übertragung der Keime durch die Handschuhe auf den Reinigungswagen und dann weiter auf Oberflächen im Krankenhaus wird nicht gedacht.

Steht in einem Krankenhaus ein Demonstrationsraum z. B. in einer Krankenpflegeschule zur Verfügung, kann eine Patientenzimmersituation simuliert werden. Mit der Fluoreszenz können verschiedene Stellen im »Patientenzimmer« kontaminiert werden. Die Reinigungskraft bearbeitet wie üblich das Zimmer ohne von der Kontamination zu wissen. Nach Abschluss der Reinigungsarbeiten wird der Raum abgedunkelt. Jetzt lässt sich gut erkennen, ob die Reinigungskraft Kontaminationen innerhalb des Patientenzimmers bereits weiter getragen hat und ob sie ihren Reinigungswagen ebenfalls kontaminiert hat.

Ein gutes Hilfsmittel hierfür ist das Set »Glow Check«, welches aus Fluoreszenzflüssigkeit, Marker mit Fluoreszenz, Stempel »Hygiene Check« und einer Schwarzlichttaschenlampe besteht (Firma Bode). Es eignet sich für Qualitätskontrollen vor Ort und im Arbeitsalltag der Reinigungsdienste sowie für Schulungszwecke (▣ Abb. 8.6, ▣ Abb. 8.7).

Da in vielen Schulungen durch Objektleiter oder externe Dienstleister das Thema Hygiene viel zu kurz kommt, ist es Ihre Aufgabe als hygieneverantwortliches Team in einer Einrichtung, das Wissen der Reinigungskräfte zu prüfen und bei Bedarf nachzuschulen oder nachschulen zu lassen. Nehmen Sie hier den Reinigungsdienst in die Pflicht. Gehen Sie mit dem Objektleiter auf Station und beobachten Sie gemeinsam den Workflow der Reinigungskräfte vor Ort, z. B. in einem Isolierzimmer. Entsprechend Ihren Beobachtungen können die Schulungen aufgebaut werden.

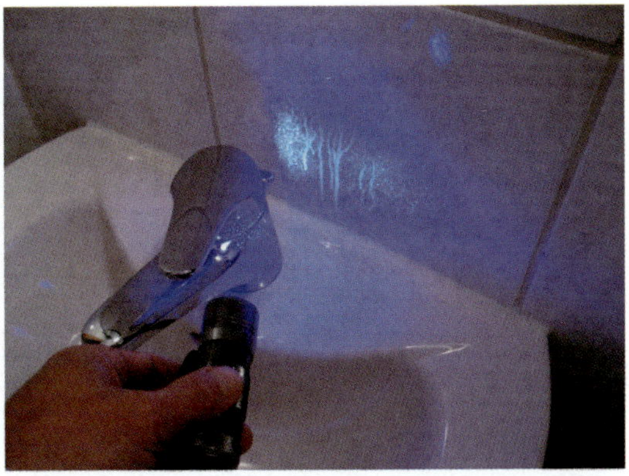

▣ **Abb. 8.6** Kontrolle des Reinigungserfolgs. Mit freundlicher Genehmigung der Firma Bode

8.3 Hintergrundwissen gibt Sicherheit

Meiner Meinung nach unterschätzen und unterfordern viele Reinigungsdienste einen Großteil ihrer Mitarbeiter. Es wird vorausgesetzt, dass sich Reinigungskräfte nicht für Hygienedetails interessieren. In ihrer täglichen Arbeit, z. B. im stationären Bereich, hören die Reinigungskräfte nur Schlagworte oder Kürzel wie »MRSA, ESBL oder Clostridium difficile« und müssen die Zimmer dieser Patienten desinfizieren. Diese Kürzel machen Angst und Unsicherheit, wenn nicht das mindeste Hintergrundwissen darüber vorhanden ist. Die Desinfektion wird durchgeführt, aber ohne Wissen warum. In meinen Schulungen habe ich anfänglich mit leichtem Zweifel versucht, dem Reinigungspersonal zu erklären, was z. B. ESBL und MRSA bedeutet und welche Schutzmaßnahmen bei der täglichen

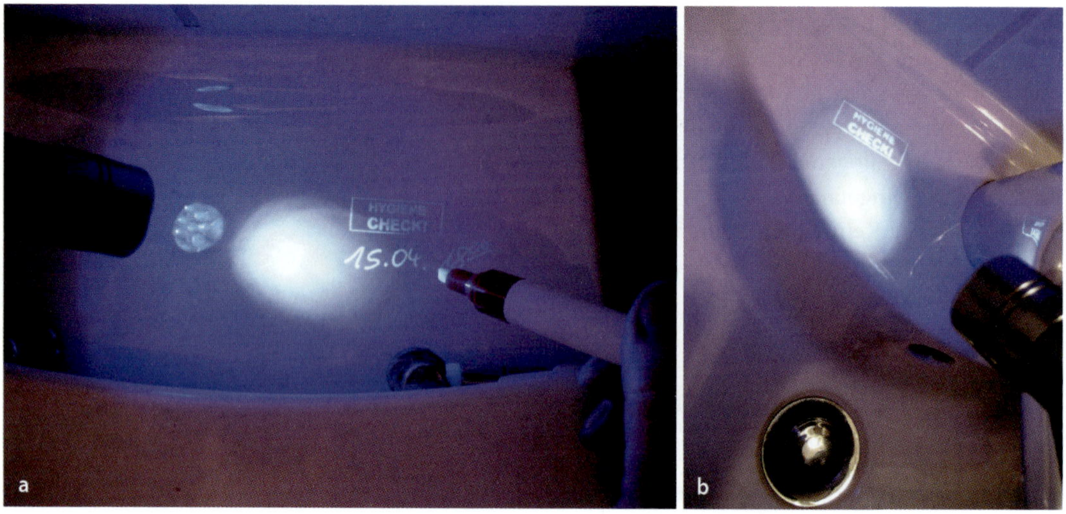

Abb. 8.7a,b Arbeitsutensilien für Hygienecheck. Mit freundlicher Genehmigung der Firma Bode

Desinfektionstätigkeit wichtig sind. Ich war auf das Äußerste positiv überrascht.

8.3.1 Schulungswissen: Übertragungswege von Krankheitserregern

Zunächst sollte gezeigt werden, auf welchem Wege Krankheitserreger im Krankenhaus verbreitet bzw. weitergetragen werden können und dass auch der Reinigungsdienst durch Unachtsamkeit bei seiner Arbeit zur Erregerverbreitung beitragen kann.

Prinzipiell gibt es drei Übertragungswege

1. Direkter Kontakt von Mensch zu Mensch: Trifft für den Reinigungsdienst nicht zu, da es keinen direkten Kontakt zum Patienten hat.
2. Indirekter Kontakt über Gegenstände: Trifft für den Reinigungsdienst in hohem Maße zu. Keimübertragungen können stattfinden über nicht gewechselte Handschuhe, nicht desinfizierte Hände oder kontaminiertes Arbeitsgerät, z. B. per Reinigungswagen, und auf diese Weise in das nächste Patientenzimmer gelangen. Aber auch durch Handreichungen, z. B. wenn dem bettlägerigen Patienten beispielsweise eine Zeitschrift heruntergefallen ist.
3. Übertragung über den Luftweg: Trifft für den Reinigungsdienst nur in eingeschränktem Maße zu. Nur wenige infektiöse Erkrankungen werden über den Luftweg übertragen.

Für ein Reinigungsunternehmen stehen in der täglichen Praxis die Wege 1 und 2 im Vordergrund.

In Schulungen ist es sehr wichtig zu vermitteln, dass auch Reinigungswagen als Vehikel dienen, Krankheitserreger von Zimmer zu Zimmer zu tragen. Darum ist der Wechsel von kontaminierten Handschuhen Pflicht – nach der Zimmerreinigung oder Desinfektion auszuziehen und Händedesinfektion durchführen, bevor der Reinigungswagen angefasst wird (Abb. 8.8).

Wenn das Reinigungspersonal versteht, dass auch über die Handschuhe die Krankheitserreger weitergetragen werden können, wird klar, warum der Reinigungswagen nicht mit kontaminierten Handschuhen angefasst werden darf.

In der Regel sind Reinigungskräfte offen für Neues. Sie sind sehr interessiert, warum und wie Keime sich vor Antibiotika schützen. Warum es so schwer ist, die multiresistenten Keime zu behandeln. Warum bei Clostridium difficile Peressigsäure benutzt werden muss. Warum und welche Schutzkleidung bei welcher infektiösen Erkrankung zu tragen ist.

Wenn das in einer Schulung erreicht wird, ist Hygiene plötzlich interessant. Die einzelne Reinigungskraft versteht, warum Hygiene und warum Reinigung und Desinfektion, warum auch ihre Arbeit wichtig ist.

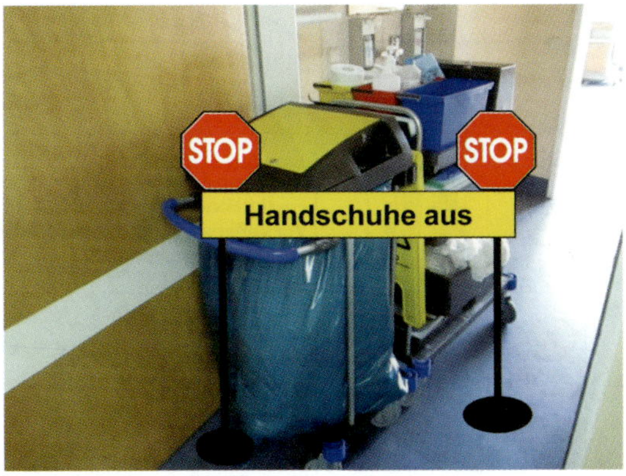

Abb. 8.8 Erregervehikel Handschuhe und Reinigungswagen: Den Wagen nie mit kontaminierten Handschuhen anfassen – Vorher Handschuhe aus!

8.4 Desinfektionsplan

Zur besseren Orientierung des Reinigungsdienstes sollte die Hygienefachkraft prüfen, wie bekannt die allgemeinen Reinigungs- und Desinfektionspläne sowie spezielle Desinfektionspläne für Isolierzimmer bei Reinigungskräften sind und bei Wissenslücken vertieft schulen.

Bei den allgemeinen Plänen kann mit der Nummerierung am Piktogramm nochmals auf die Wichtigkeit der Arbeitsreihenfolge eingegangen werden.

Beim Desinfektionsplan für Patientenzimmer mit kolonisierten oder infizierten Patienten wird nochmal darauf hingewiesen, bei welcher infektiösen Erkrankung mit welchen Flächendesinfektionsmitteln wischdesinfiziert werden muss. Solche Folien unterstützen bei Schulungen die Wichtigkeit der korrekten Desinfektion (Abb. 8.9, Abb. 8.10).

In mehreren Studien ist hinreichend beschrieben, wie unsachgemäße Desinfektion von Flächen und Gegenständen in bestimmten sensiblen Bereichen nosokomiale Infektionen verursachen können, bis hin zu Todesfällen. Diese Studien sollten genannt werden, um deutlich zu machen, wie wichtig eine korrekte Flächendesinfektion ist.

- **Studie: Engelhart et al. (2002), Verwechslung Reinigung- mit Desinfektionsmitteln**

So beschreiben die Studienergebnisse, dass eine Reinigungskraft statt einer Desinfektionslösung lediglich eine Reinigungslösung angesetzt hatte. Durch diese Verwechslung wurden in der Apotheke eines Krankenhauses die Reinraumwerkbank sowie das Zubehör zum Vorbereiten von Infusionen (Zytostatikalösungen für eine onkologische Station) nur mit der Reinigungslösung abgewischt. Durch die fehlende Wischdesinfektion der Werkbank sowie der Materialien zur Herstellung von Infusionen wurde der Keim Pseudomonas aeruginosa (Nasskeim z. B. aus der Wasserleitung) nicht abgetötet. Bei mehreren Patienten, die mit den Infusionen therapiert wurden, traten anschließend Pneumonien, Sepsen, Wund- und Hautinfektionen auf, die in Zusammenhang mit den Infusionen standen.

- **Studie: Reiss et al. (2000), Falsche Dosierung von Desinfektionsmitteln**

Diese Studie zeigt, dass wegen Schleimhautirritationen beim Personal, eine Desinfektionslösung statt wie vom Hersteller empfohlen von 0,5% auf 0,25% verdünnt wurde. Dadurch war das Desinfektionsmittel unwirksam bzw. selbst mit dem Keim Klebsiella oxytoca kontaminiert. Auf einer

Klinik Gesundbrunnen	Desinfektionsplan Reinigungsdienst		Zimmerreinigung Patientenzimmer u. Isolierzimmer
Was	**Durchführung**	**Wie**	**Womit**
1 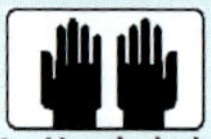 1 x Handschuhe	immer mit Einmalhandschuhe arbeiten Frische Handschuhe für jedes Zimmer. **Vor Verlassen des Zimmers Handschuhe aus und Händedesinfektion**	Nach Kontakt mit sichtbaren Körper-flüssigkeiten/ Aus-scheidungen sofort Handschuhwechsel	
2 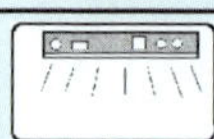 Medienleiste über Bett	täglich und bei Bedarf bei sichtb. Kontamination mit Körperflüssigkeiten/ Ausscheidungen	reinigen wischdesinfizieren	**siehe Reinigungsplan** **Desinf.mittel X 0,5%**
3 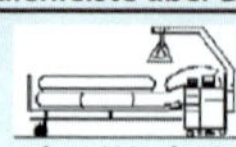 Bettplatz/ Nachttisch	täglich und bei Bedarf bei sichtbarer Kontamination mit Körperflüssigkeiten/ Ausscheidungen	reinigen von oben nach unten wischdesinfizieren	**siehe Reinigungsplan** **Desinf.mittel X 0,5%**
4 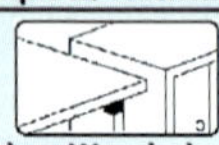 freie Flächen Wandschmuck	täglich und bei Bedarf bei sichtbarer Kontamination mit Körperflüssigkeiten/ Ausscheidungen	reinigen wischdesinfizieren	**siehe Reinigungsplan** **Desinf.mittel X 0,5%**
5 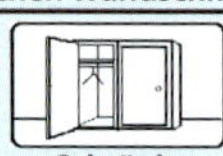 Schränke	täglich und bei Bedarf bei sichtbarer Kontamination mit Körperflüssigkeiten/ Ausscheidungen	reinigen wischdesinfizieren	**siehe Reinigungsplan** **Desinf.mittel X 0,5%**
6 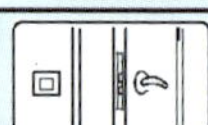 Türen/ Schalter	täglich und bei Bedarf bei sichtbarer Kontamination mit Körperflüssigkeiten/ Ausscheidungen	reinigen wischdesinfizieren	**siehe Reinigungsplan** **Desinf.mittel X 0,5%**
1 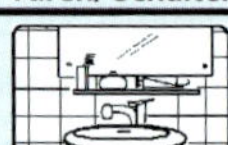 BAD Waschplatz	täglich und bei Bedarf: Spiegel, Ablage, Armaturen, Waschbecken innen- außen bei sichtbarer Kontamination mit Körperflüssigkeiten/ Ausscheidungen	reinigen wischdesinfizieren	**siehe Reinigungsplan** **Desinf.mittel X 0,5%**
2 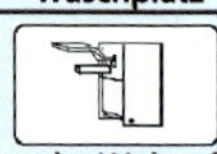 Wandspender/ Halter für Einmalhandtücher	täglich Oberfläche bei Flaschenwechsel	reinigen Seifenspender durchspülen	**siehe Reinigungsplan** **mit heißem Wasser**
3 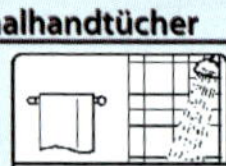 Dusche	täglich und bei Bedarf bei sichtbarer Kontamination mit Körperflüssigkeiten/ Ausscheidungen	reinigen wischdesinfizieren	**siehe Reinigungsplan** **Desinf.mittel X 0,5%**
4 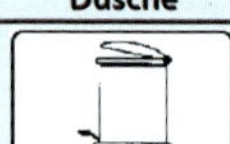 Abfallsammler	täglich und bei Bedarf bei sichtbarer Kontamination mit Körperflüssigkeiten/ Ausscheidungen	reinigen wischdesinfizieren	**siehe Reinigungsplan** **Desinf.mittel X 0,5%**
5 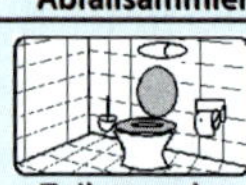 Toilettenplatz	täglich und bei Bedarf: Deckel oben- unten, Brille- oben- unten, Schüssel- außen- innen Papierhalter, Toilettenbürste/ Halterung bei sichtbarer Kontamination mit Körperflüssigkeiten/ Ausscheidungen	reinigen wischdesinfizieren	**siehe Reinigungsplan** **Desinf.mittel X 0,5%**
6 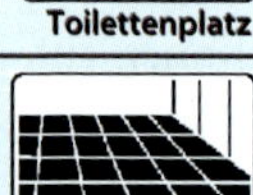 Fußböden 1. Patientenzimmer 2. Bad	täglich und bei Bedarf bei sichtbarer Kontamination mit Körperflüssigkeiten/ Ausscheidungen	reinigen wischdesinfizieren	**siehe Reinigungsplan** **Desinf.mittel X 0,5%**

Keine Armbanduhr, Kein Handschmuck (auch Ehering), Keine künstlichen Fingernägel, Nagellack, Nagelgel (TRBA 250). Nach Kontamination mit potentiell infektiösem Material (z.B. Blut, Sekrete, Exkrete) sofort, gezielte Wischdesinfektion mit Einmaltuch und Flächendesinfektionsmittel / Flächendesinfektion nicht sprühen, sondern wischen / Nach Wischdesinfektion (kein Nachtrocknen) können Flächen wieder benutzt werden, sobald von selbst getrocknet / Umgang mit Desinfektions- und Reinigungsmitteln immer mit Handschuhen (TRBA 250) / Ansetzen von Desinfektionsmitteln nur mit kaltem Wasser (Vermeidung schleimhautreizender Dämpfe).
Schlußdesinfektion bedeutet: Wischdesinfektion alle Kontaktoberflächen und des Fußbodens. **Flächendesinfektionsmittel bei Clostridium difficile- Peressigsäure nach Herstellerangaben.**

Abb. 8.9 Desinfektionsplan mit Nummerierung an den Piktogrammen

Reinigungsdienst im Einsatz »Isolierzimmer« *Beispiel*

Desinfektion	MRSA	Noroviren	C. diff.	ESBL	VRE
Wischdesinfektion patientennaher Flächen	x	Ja/ Nein und Häufigkeit siehe Hygieneplan			
	Station X x tgl.	Toilettenstuhl, Personaltoiletten Dosierung beachten!	Peressigsäure 1%		Station X x tgl.
Laufende Fußboden-desinfektion	x	Ja/ Nein und Häufigkeit siehe Hygieneplan			
		Dosierung beachten!	Peressigsäure 1%		
Schlussdesinfektion	x	Ja/ Nein und Häufigkeit siehe Hygieneplan			

Abb. 8.10 Desinfektionsplan für Isolierzimmer

Neugeborenen-Intensivstation traten daraufhin 28 Sepsis-Fälle, elf mit septischem Schock auf, an dem zwei Neugeborene verstarben. Über die Hände der Ärzte und des Pflegepersonals sowie über Gegenstände, die von diesen angefasst wurden, kam es zur Übertragung der Keime in die Inkubatoren und von dort auf die Säuglinge.

- **Studie: Kramer et al. (2006), Erreger auf Oberflächen**

Diese Studie weist darauf hin, dass unterschiedliche Keime auf Oberflächen über längere Zeiträume überleben (persistieren) können. Staphylococcus-aureus-Erreger z. B. (auch MRSA) können auf Oberflächen bis zu 7 Monate, Darmbakterien bis zu 30 Monate auf Oberflächen infektiös bleiben. Selbst das augenscheinlich einfache Staubwischen ist demnach eine wichtige Funktion in der Verminderung von Oberflächenkeimen. Vereinfacht formuliert kann gesagt werden, eine saubere Oberfläche ist eine keimarme Oberfläche (Tab. 8.1).

Tab. 8.1 Persistierende Erreger auf Oberflächen

Erreger	Persistenzdauer
Escherichia coli	1,5 Stunden–6 Monate
Klebsiella spp.	2 Stunden–30 Monate
Pseudomonas aeruginosa	6 Stunden–16 Monate
Staphylococcus aureus	7 Tage–7 Monate
Streptococcus pneumoniae	1 Tag–20 Tage
Haemophilus influenzae	12 Tage
Norovirus	8 Stunden–7 Tage
Rotavirus	6 Stunden–60 Tage
Influenzavirus	1 Tag–2 Tage
Adenovirus	7 Tage–3 Monate

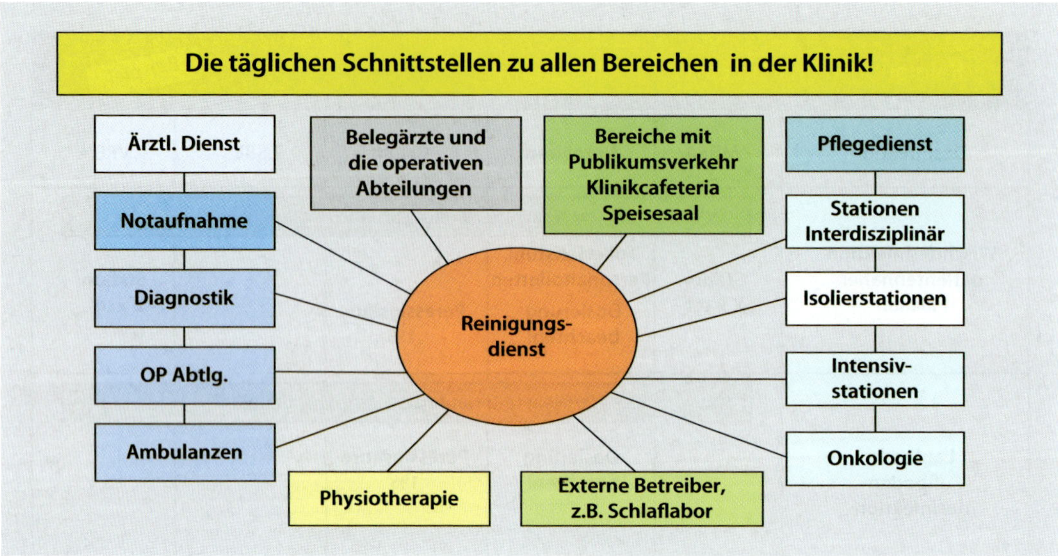

Abb. 8.11 Schnittstellen Reinigungsdienst und Krankenhausabteilung

8.5 Bewusstsein um die eigene Wichtigkeit

Allgemein bekannt ist die Tatsache, dass der Beruf Reinigungsdienst keine Lobby hat. Das bedeutet, dass zunächst das Selbstbewusstsein des Reinigungspersonals gestärkt werden sollte. Mit entsprechend illustrierten Folien in einer PowerPoint-Präsentation ist das gut zu erreichen.

Der Reinigungsdienst ist eine der wenigen Berufsgruppen, die täglich in mehreren Bereichen eines Krankenhauses tätig werden kann. Die Reinigungskraft kann geplant in unterschiedlichen Bereichen arbeiten oder beispielsweise zunächst in dem ihr zugeteilten Bereich, muss aber direkt im Anschluss (z. B. Ausfall einer Kollegin) in einem anderen Bereich aushelfen (Abb. 8.11).

Reinigungskräfte müssen flexibel einsetzbar sein. Hygienisches Fachwissen bezüglich Übertragungswege und allgemein über infektionspräventives Arbeiten ist unbedingt notwendig.

Der gut geschulte Reinigungsdienst leistet einen großen Beitrag, dass Krankheitserreger innerhalb eines Krankenhauses nicht weitergetragen werden. In diesem Zusammenhang haben die Reinigungsdienste eine wichtige Funktion zu erfüllen und sollten von den Auftraggebern ernst genommen, aber auch daran gemessen werden.

8.6 Kurze Gesetzeskunde zur Hygiene

Dem Reinigungspersonal sollte erklärt werden, wie die Hygiene in Deutschland organisiert ist und dass es ein Infektionsschutzgesetz gibt. Das Reinigungspersonal erfährt damit, dass in medizinischen Einrichtungen Gesetze und Regeln zu befolgen sind. Jeder Reinigungskraft sollte klar sein, dass medizinische Einrichtungen verpflichtet sind, einen Hygieneplan zu erarbeiten und dass Reinigung und Desinfektion ein fester Bestandteil dieses Planes sind. An diesem Hygieneplan muss sich auch der Reinigungsdienst, von extern und intern orientieren. Die stärker

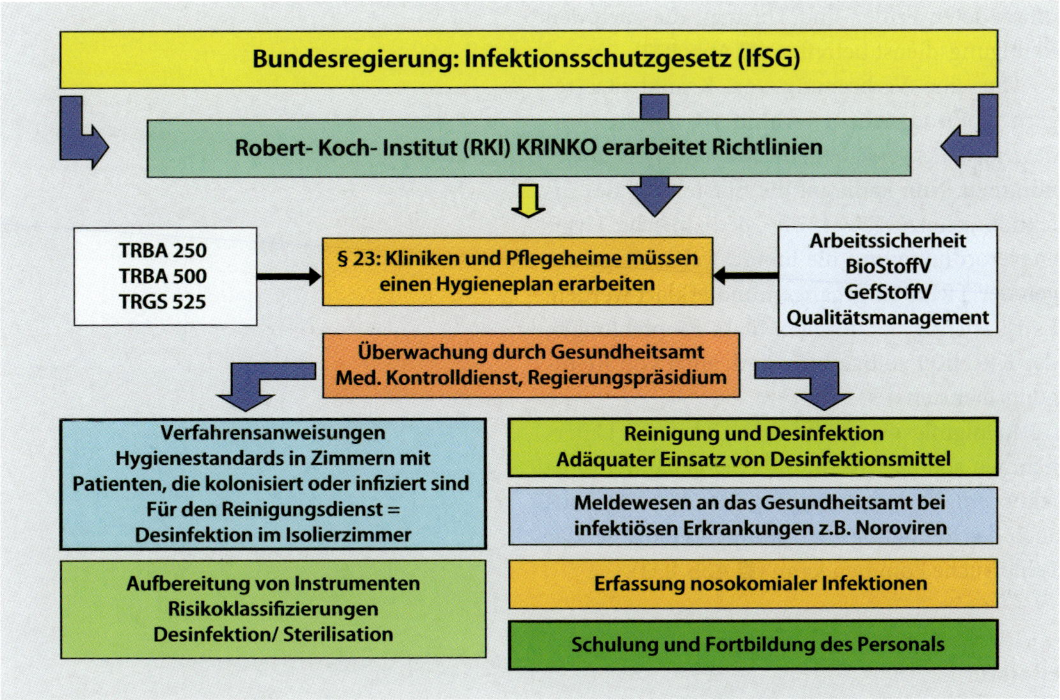

Abb. 8.12 Infektionsschutzgesetz und Regelungen

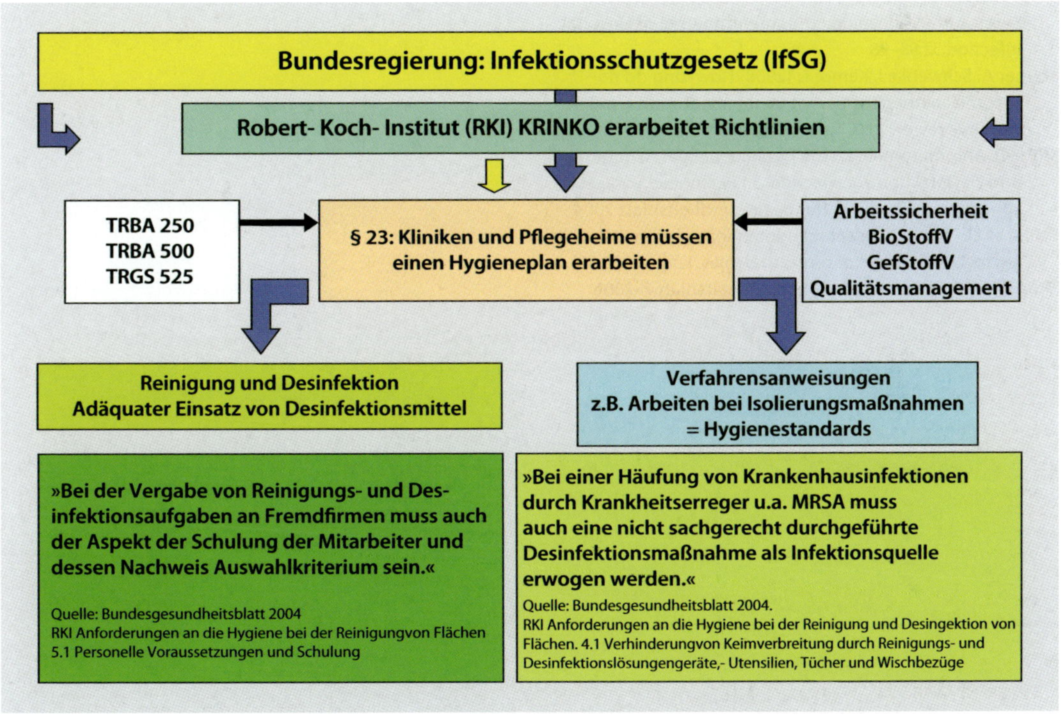

Abb. 8.13 Reinigungsdienst im Fokus

umrandeten Felder sind Themen, die auch den Reinigungsdienst betreffen (▣ Abb. 8.12).

Um eine Verbreitung von Krankheitserregern größtmöglich zu verhindern, hat die Bundesregierung verschiedene Maßnahmen unternommen. Nun kann auf die Entstehung des Infektionsschutzgesetzes, die Medizinische Hygieneverordnung und die bundesweiten Regelungen der TRBA eingegangen und erklärt werden. Es ist wichtig darzustellen, dass Empfehlungen der KRINKO zu befolgen sind, auch von Reinigungsdiensten.

Reinigungsdienste intern und externe Unternehmen sollten wissen, dass bei gehäuftem, infektiösem Vorkommen in einem Krankenhaus auch der Reinigungsdienst in den Fokus bei der Fehlersuche kommen kann (▣ Abb. 8.13).

Literatur

Engelhart S, Kriek L, Glasmacher A, Fischnaller E, Exner M (2002) Pseudomonas aeruginos. A outbreak in a hematology/oncology unit associated with contaminated surface cleaning equipment. Journal of Hospital Infection 52:93–98

Kramer A, Schwebke I, Kampf G (2006) How long do nosocomial pathogens persist on inanimate surfaces? A systemic review BMC Infect. Dis 6:130

KRINKO: Anforderungen an die Hygiene bei der Reinigung und Desinfektion von Flächen. 5.1 Personelle Voraussetzungen und Schulung. Bundesgesundheitsblatt 2004

Reiss I et al. (2000) Disinfectant contaminated with Klebsiella oxytoca as a source of sepsis in babies. Lancet 356:310

TRBA 250; 5.2 Unterweisung. Bundesarbeitsblatt 7–2006

Ausblick – Der Reinigungsdienst der Zukunft

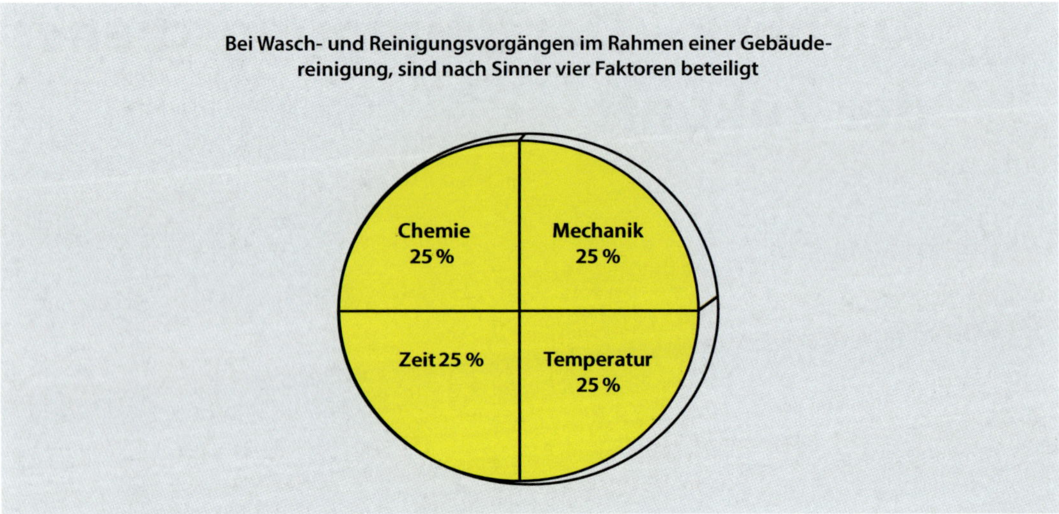

Abb. 9.1 Sinner-Kreis. Adaptiert nach Lutz (2008)

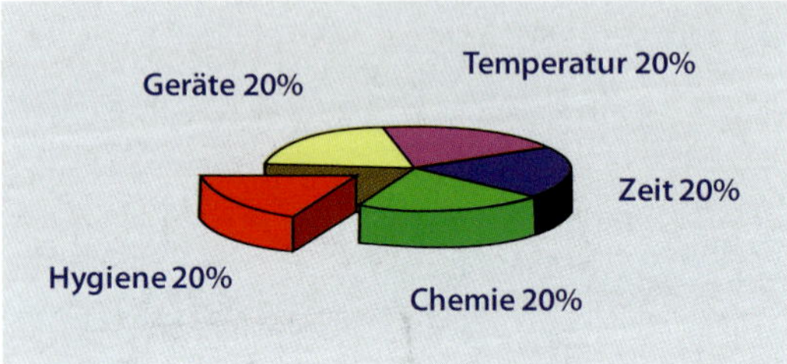

Abb. 9.2 Ergänzung des Sinner-Kreises in medizinischen Einrichtungen durch Hygiene

Bei Wasch- und Reinigungsvorgängen im Rahmen einer Gebäudereinigung, sind nach »Sinner« vier gleichwichtige Faktoren beteiligt (Abb. 9.1). Bei Reinigungsarbeiten in Krankenhäusern und Pflegeeinrichtungen sollten diese vier Faktoren um den der Hygiene ergänzt werden, da in diesen »Gebäuden« der wichtige Faktor der Desinfektion und Infektionsprävention hinzukommt. Dies sollte fester Bestandteil des Selbstverständnisses von Reinigungsunternehmen werden (Abb. 9.2).

Für Reinigungskräfte ist ein gutes hygienisches Grundwissen bezüglich Übertragungswege unbedingt notwendig. Abschließend möchte ich nochmals betonen- Der Reinigungsdienst kann täglich Kontakt zu allen Bereichen des Krankenhauses haben. Der ungeschulte Reinigungsdienst hat somit ein hohes Potential Kontaktflächen zu kontaminieren. Auch in unmittelbarer Nähe des Patienten.

Geschäftsführer in Krankenhäusern und Pflegeeinrichtungen sollten bei der Auswahl von Reinigungsunternehmen die Hygienefachkraft hinzuziehen. Bei Vertragsverhandlungen ist zu beachten, dass ausschließlich in der Hygiene geschulte Reinigungsdienste den Zuschlag bekommen. Das Reinigungspersonal muss die deutsche Sprache so gut verstehen, dass Fortbildungen und Schulungen verstanden werden.

Tipp

Die Verträge mit Reinigungsdiensten sollten prozessbezogen gestaltet werden. Die Arbeitsmaterialien und die Reihenfolge der Reinigung und Desinfektion, z. B. eines Patientenzimmers, werden vertraglich festgelegt.

Tab. 9.1 Die Zukunft – der Wunsch

Hygienebewusstes Arbeiten aller Reinigungsdienste in medizinischen Einrichtungen	Empfehlungen der KRINKO, verbindliche Regeln und Gesetze biologische Arbeitsstoffe betreffend
Kein Tragen von Schmuck (auch Ehering) während der Arbeit. Frische Einmalhandschuhe für jedes Zimmer, Handschuhwechsel	TRBA 250: 4.1.2 Organisatorische und hygienische Maßnahmen
Betriebsanweisungen für hygienerelevante Tätigkeiten, z. B. Reihenfolge der Reinigung und Desinfektion eines Patientenzimmers	TRBA 250: 4.1.2 Organisatorische und hygienische Maßnahmen BioStoffV § 2 Abs. 1 Betriebsanweisungen
Regelmäßige Schulung des Personals in korrekten hygienischen Verhaltensweisen sowie Wissenserweiterung infektiologischer Zusammenhänge durch die Hygienefachkraft	BioStoffV: § 12 Unterrichtung der Beschäftigten TRBA 250: 5. Unterrichtung der Beschäftigten Unterweisung KRINKO: Schulungsstatus Reinigungsdienst
Klare Verfahrensanweisungen über die Benutzung von Schutzkleidung, z. B. beim Ansetzen von Desinfektionsmitteln	TRBA 250: 4.1.2 Organisatorische und hygienische Maßnahmen TRGS 525: 3.4 Allgemeine Schutzmaßnahmen
Regelmäßige Unterweisung beim Umgang mit Zytostatikakontaminationen und deren Entfernung durch den entsprechenden Sicherheitsbeauftragten im Hause	TRGS 525: 5.5 Unbeabsichtigtes Freisetzen von CMR-Arzneistoffen
Zusammengefaltete Reinigungstücher werden mit jeweils frischen Handschuhen den Eimern entnommen. Ein Eimer mit Reinigungslösung/Ein Eimer mit Desinfektionslösung	TRBA 250: 4.1.2 Organisatorische und hygienische Maßnahmen KRINKO: Anforderungen an die Hygiene bei der Reinigung und Desinfektion von Flächen
Regelmäßige Unterweisung in HACCP bei Serviceleistungen im stationären Bereich	KRINKO: Anforderungen an die Hygiene bei der Lebensmittelversorgung und ihre Qualität
Gründliches, arbeitstägliches Reinigen des gesamten Arbeitsgerätes (Wagen, Bezughalter). Bezughalter zum Trocknen aufgeklappt lagern	KRINKO: Anforderungen an die Hygiene bei der Reinigung und Desinfektion von Flächen
Im »Waschraum« Trennung »unrein« und »rein«. Bei räumlicher Enge in Absprache mit dem zuständigen Gesundheitsamt zumindest optische Trennung	KRINKO: Anforderungen an die Wäsche in Gesundheitseinrichtungen
Im »Waschraum« korrekte Handwaschplätze mit Wandspendern für Händedesinfektionsmittel, Flüssigseife und Einmalhandtuchspender	TRBA 250: 4.1.1 Bauliche und technische Maßnahme
Eine professionelle Waschmaschine und Trockner	KRINKO: Anforderungen an die Wäsche in Gesundheitseinrichtungen
Regelmäßige mikrobiologische Kontrolle der Waschmaschine	KRINKO: Anforderungen an die Wäsche in Gesundheitseinrichtungen

Ärztliche Direktoren tragen die Verantwortung für die Hygiene in Krankenhäusern. Sie sollten die Tätigkeit der Reinigungsdienste nicht aus den Augen verlieren und ernst nehmen. Die Hygienefachkräfte können entsprechend unterstützend tätig werden.

Vor dem Hintergrund der zunehmenden bakterieller Resistenzen ist es höchste Zeit, dass Reinigungsdienste, interne wie externe, sich einer zeitgemäßen, effizienten infektionsprophylaktischen Arbeitsweise zuwenden (Tab. 9.1).

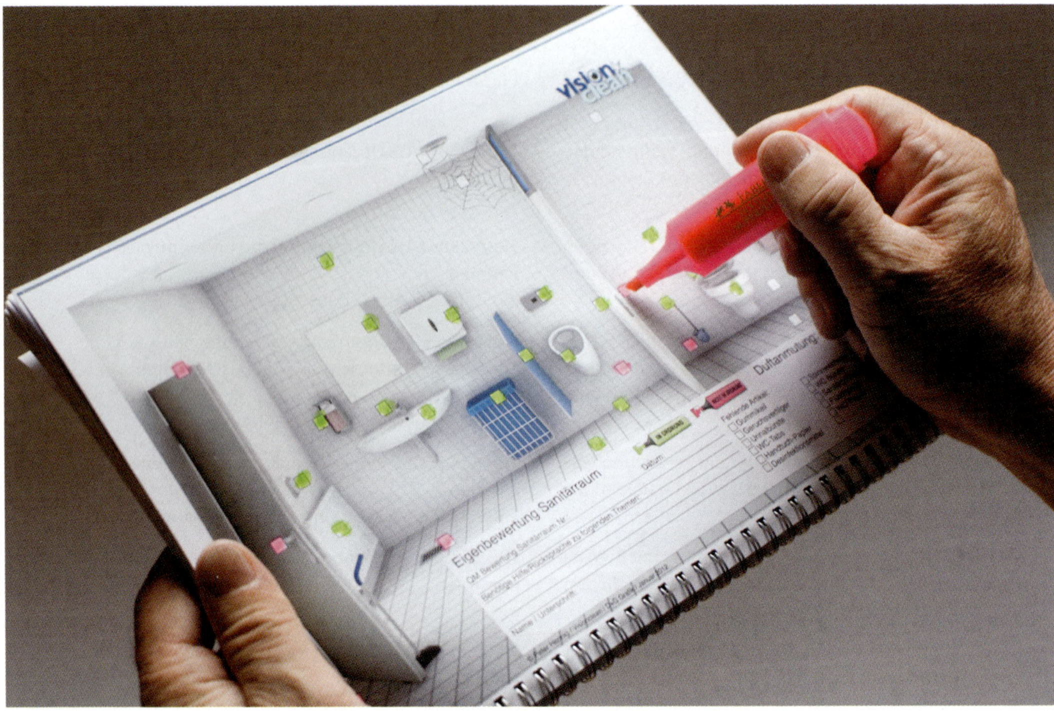

Abb. 9.3 Eigenbewertung zu Schulungszwecken: »Grüner Filzstift, das war in Ordnung, roter Filzstift, da muss ich mich noch verbessern«. Graphik Peter Henning, VisionClean

Tipp

In Ihrer Funktion als Hygienefachkraft, sollten Sie den Reinigungsdienst beraten, schulen und begleiten. Hierbei gilt es, die Reinigungskräfte zu motivieren und ihnen immer wieder vor Augen zu führen, dass ihre Tätigkeit wichtig ist. Schulungen sollten immer auf dem neuesten Stand sein.

Motivierte Reinigungskräfte sind neugierig und hygienerelevanten Neuigkeiten, auch etwas außerhalb des streng beruflichen Blickfeldes, aufgeschlossen. Dienstleister bieten Lern- und Hilfsmittel an, dass Reinigungskräfte auch gerne selbst ihre Tätigkeit kritisch sehen und Eigenbewertungen durchführen (Abb. 9.3).

Tipp

In den Ausbildungslehrgängen für Hygienefachkräfte sollte ausreichend Zeit eingeplant werden, damit vermittelt werden kann, wie ein guter Reinigungsdienst aufgestellt ist, worauf bei der Auswahl, Schulung und Begleitung der Reinigungsdienste zu achten ist.

Es bleibt zu hoffen, dass die Kommissionen und Ausschüsse, die sich mit hygienerelevanten Arbeitsweisen in medizinischen Einrichtungen befassen (z. B. KRINKO, TRBA), die Tätigkeit der Reinigungsdienste in medizinischen Einrichtungen genauer benennen (Abb. 9.4).

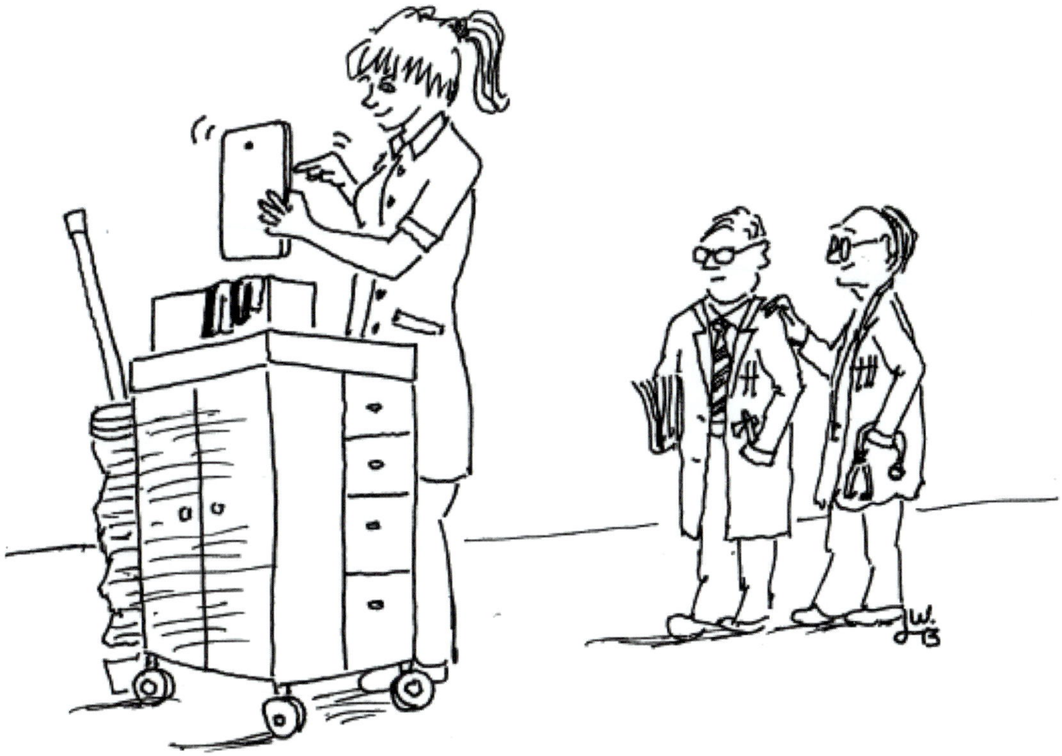
Das ist unser neuer Reinigungsdienst, Herr Kollege
Auf dem i-Pad über Skype immer online mit der Hygiene

Abb. 9.4 Reinigungsdienst mit iPad

Die Hygienefachkraft kann ihrem Reinigungsdienst Vorschläge unterbreiten, wie die Reinigung und Desinfektion unter hygienischen Gesichtspunkten verbessert werden kann. Hierbei gibt es Optimierungen und Einsparungen. Vor allem die kostenneutralen Punkte könnten Sie mit dem Reinigungsdienst in Angriff nehmen. Hier muss sich der Reinigungsdienst nur von alten Gewohnheiten und Arbeitsabläufen trennen.

Die Geschäftsführung von Krankenhäusern und Pflegeeinrichtungen wird kostenneutrale Verbesserungen der Reinigungs- und Desinfektionsarbeiten positiv aufnehmen (Abb. 9.5).

Ich wünsche allen Hygieneverantwortlichen, den externen Reinigungsunternehmen und dem internen Reinigungsdienst in Krankenhäusern und Pflegeeinrichtungen Mut für Veränderungen, Geduld, eine erfolgreiche und positive Zusammenarbeit.

Literatur

Lutz M (2008) Praxisleitfaden Gebäudereinigung. ecomed Sicherheit, Heidelberg

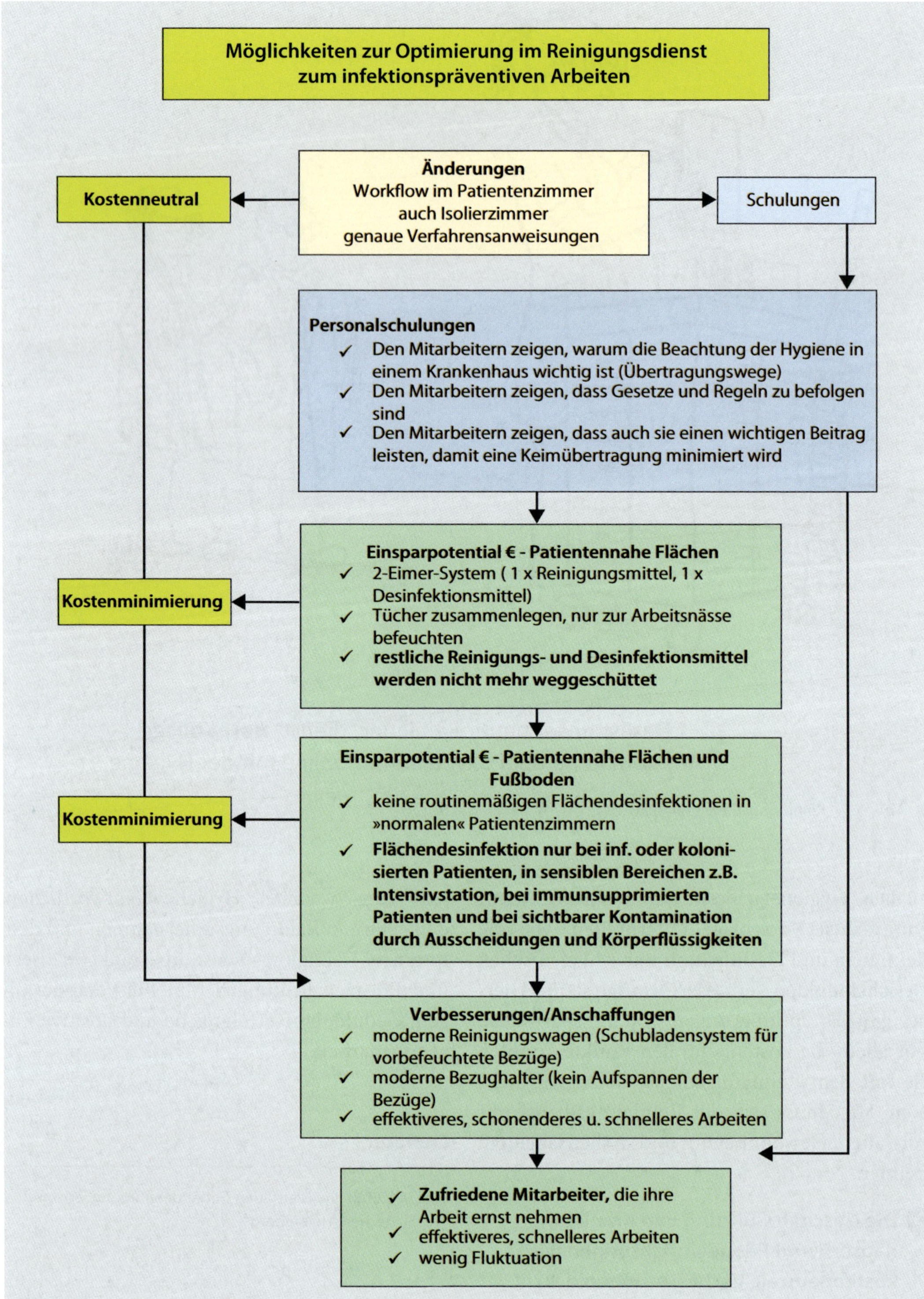

9

■ **Abb. 9.5** Möglichkeiten zur Optimierung und Einsparungen

Stichwortverzeichnis

Q

R

S

T

U

V

W

Z

Printing: Ten Brink, Meppel, The Netherlands
Binding: Stürtz, Würzburg, Germany